WALTER MERKLE (HRSG.) ■ **Der chronische Beckenbodenschmerz**

Walter Merkle (Hrsg.)

Der chronische Beckenbodenschmerz

**Chronic
Pelvic
Pain
Syndrome**

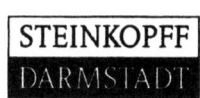 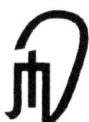

Dr. Walter Merkle
Fachbereichsleiter Urologie an der DKD Wiesbaden
DKD – Stiftung Deutsche Klinik für Diagnostik GmbH
Aukammallee 33, 65191 Wiesbaden

ISBN 978-3-642-63256-3   ISBN 978-3-642-57396-5 (eBook)
DOI 10.1007/978-3-642-57396-5

Bibliografische Information Der Deutschen Bibliothek
Die Deutsche Bibliothek verzeichnet diese Publikation in der Deutschen Nationalbibliografie;
detaillierte bibliografische Daten sind im Internet über <http://dnb.ddb.de> abrufbar.

Dieses Werk ist urheberrechtlich geschützt. Die dadurch begründeten Rechte, insbesondere die der Übersetzung, des Nachdrucks, des Vortrags, der Entnahme von Abbildungen und Tabellen, der Funksendung, der Mikroverfilmung oder der Vervielfältigung auf anderen Wegen und der Speicherung in Datenverarbeitungsanlagen, bleiben, auch bei nur auszugsweiser Verwertung, vorbehalten. Eine Vervielfältigung dieses Werkes oder von Teilen dieses Werkes ist auch im Einzelfall nur in den Grenzen der gesetzlichen Bestimmungen des Urheberrechtsgesetzes der Bundesrepublik Deutschland vom 9. September 1965 in der jeweils geltenden Fassung zulässig. Sie ist grundsätzlich vergütungspflichtig. Zuwiderhandlungen unterliegen den Strafbestimmungen des Urheberrechtsgesetzes.

http://www.steinkopff.springer.de

© Springer-Verlag Berlin Heidelberg 2003
Ursprünglich erschienen bei Steinkopff Verlag Darmstadt 2003
Softcover reprint of the hardcover 1st edition 2003

Die Wiedergabe von Gebrauchsnamen, Handelsnamen, Warenbezeichnungen usw. in diesem Werk berechtigt auch ohne besondere Kennzeichnung nicht zu der Annahme, dass solche Namen im Sinne der Warenzeichen- und Markenschutz-Gesetzgebung als frei zu betrachten wären und daher von jedermann benutzt werden dürften.

Produkthaftung: Für Angaben über Dosierungsanweisungen und Applikationsformen kann vom Verlag keine Gewähr übernommen werden. Derartige Angaben müssen vom jeweiligen Anwender im Einzelfall anhand anderer Literaturstellen auf ihre Richtigkeit überprüft werden.

SPIN 10950814   105/7231-5 4 3 2 1 0 – Gedruckt auf säurefreiem Papier

Vorwort

Der chronische Becken(boden)schmerz – ist das eine neue Erkrankung oder ein Krankheitsbild, das wir eigentlich längst kennen?

Als ich das erste Mal mit einem Beckenbodenschmerzpatienten konfrontiert war, hatte ich ähnliche Fragen. Ich kannte solche Patienten eigentlich nur als Männer mit einer chronischen, meist therapieresistenten Prostatitis. Aber dieser Mann hatte außer Dysurien und Schmerzen beim Geschlechtsverkehr nicht nur eine negative Ejakulatkultur aufzuweisen, sondern er berichtete auch über Schmerzen in Rücken und Schulter, hatte Probleme beim Stuhlgang (er musste pressen und war schon zweimal an einer Analfissur operiert worden) und beklagte, dass seine Ehe in Gefahr sei, da er auch zunehmend impotent werde.

Offensichtlich war eine alleinige Therapie seiner „Prostatitis", die auch andere Urologen vor mir z. T. vergeblich zu behandeln versucht hatten, nicht ausreichend. Unser Haus bietet nun aufgrund der interdisziplinären Struktur und Ausrichtung eine hervorragende Möglichkeit, solche scheinbar komplizierten Patienten fachübergreifend im interkollegialen Dialog zu untersuchen und zu betreuen. Also hat dieser Mann zusätzlich zu seiner urologischen Diagnostik weitere Untersuchungen in der Schmerzambulanz, beim Proktologen und beim Psychiater bekommen.

Erstaunlich war dann das Ergebnis – er war vor vielen, vielen Jahren einmal „fremdgegangen", hatte eine STD mit akuter Prostatitis davon mitgebracht, die antibiotisch erfolgreich behandelt worden war. Aber er hat diesen Fehltritt psychisch nie verkraftet. Um es kurz zu machen – er hat seinen inneren Konflikt somatisiert, mit bekannten Symptomen der Prostatitis geäußert, schließlich schmerzreflektorisch den Beckenboden immer weiter kontrahiert (unbewusst!) und somit Blasenentleerung (Dysurie) und Stuhlentleerung (deshalb Analfissur als Folge einer Pressentleerung) behindert, bis sich schließlich ein eigenständiges Krankheitsgeschehen – zu dem auch weitere Muskelspannungsschmerzen (Rücken und Schulter) gehören – ausgebildet hat, das längst von dem innerpsychischen Konflikt losgelöst erschien – eben jener chronische Schmerz im Beckenbereich.

Nachdem diese Zusammenhänge klar geworden waren, war die Therapie kein großes Problem mehr.

Einmal aufmerksam geworden, haben wir immer wieder solche und ähnliche Patienten, auch Frauen, gefunden und anhand unserer Erfahrung interdisziplinär behandelt.

Die Literatur, die wir dann zu dieser Problematik fanden, war z. T. in sich widersprüchlich, unvollständig, meist aber einseitig von dem jeweiligen Fachgebiet des Untersuchers geprägt – und damit für komplexe Fälle nur bedingt als Hilfe zu betrachten. Die interdisziplinären Besprechungen in unserer Klinik ließen dann rasch erkennen, dass es sehr sinnvoll ist, den chronischen Beckenschmerz als interdisziplinäres Problem zu begreifen und gegenseitig voneinander zu lernen. Und aus dieser Erkenntnis heraus – und aus gemeinsamen Vorträgen z. B.

für die Akademie der Landesärztekammer Hessen – wuchs der Gedanke, die Früchte unserer Arbeit in einem fachübergreifenden Buch zusammenzutragen.

Zusammenfassen – das war unser Ziel, das wir aber beim heutigen Stand des Wissens nur z.T. erfüllen können. Noch fehlt ein Modell, das allen Fachgebieten einen gemeinsamen Standpunkt bietet, von dem aus die Diagnostik und Therapie logisch abzuleiten wären. So haben wir bewusst teilweise Überschneidungen und auch Wiederholungen in den Fachgebietskapiteln in Kauf genommen. Der Leser wird dies rasch erkennen und kann dann seine eigenen Schlüsse ziehen, diese Parallelen für die eigene Arbeit umsetzen und sich damit auch z.T. über sein eigenes – begrenztes – Fachgebiet hinausentwickeln.

Der Fachleser kann sich aber, und das ist der Vorteil in unserem Vorgehen, auch nur – anfänglich – isoliert von seinem eigenen Fach her mit dem Thema beschäftigen, da er eine Fach für Fach geschlossene Darstellung der Problematik findet.

Ich möchte mich deshalb an dieser Stelle herzlich bei meinen Koautoren bedanken, die z.T. in mühsamer Arbeit den derzeitigen Stand des Wissens zum chronischen Beckenschmerz aus ihrer Sicht heraus dargestellt haben. Damit verbunden ist der Dank, in der täglichen Zusammenarbeit immer wieder gegenseitig sich befruchtende Diskussionen erleben zu dürfen, die die eigenen Erkenntnisse erweitern und uns so dem Ziel näher bringen, unsere Problempatienten gut und umfassend betreuen zu können, so dass Ihnen Hilfe zugänglich wird, die der Vertreter eines einzelnen Fachgebiets so gar nicht leisten kann.

Von diesen Dingen berichtet dieses Buch. Es soll bei allen Fächern neue Gedanken eröffnen, Zusammenhänge erkennen lassen und damit zur Weiterentwicklung des Wissens beitragen. Wir Autoren bitten unsere Leser deshalb um ihre Kommentare und hoffen auf eine fruchtbare Diskussion.

Mein Dank gilt ganz besonders Frau Dr. G. Volkert vom Steinkopff Verlag in Darmstadt, die unsere Idee eines interdisziplinären Buches spontan aufgegriffen hat und uns in allen damit zusammenhängenden Dingen eine stets kompetente und ideenreiche Lektorin war.

Wiesbaden, im August 2003   WALTER MERKLE

Inhaltsverzeichnis

1 Einführung 1
W. Merkle

**2 Der chronische Beckenbodenschmerz
aus der Sicht der Urologie** 9
W. Merkle

**3 Der chronische Beckenbodenschmerz
aus der Sicht der Schmerztherapie** 27
U. Drechsel und G. Plato

**4 Der chronische Beckenbodenschmerz
aus der Sicht der Psychosomatik** 57
H.-J. Berberich

**5 Der chronische Beckenbodenschmerz
aus der Sicht der Proktologie** 69
H. Müller-Lobeck

**6 Der chronische Beckenbodenschmerz
aus der Sicht der Neurologie** 83
A. Wiesner und W. Jost

**7 Der chronische Beckenbodenschmerz
aus der Sicht der Gynäkologie** 91
E.-G. Loch

**8 Der chronische Beckenbodenschmerz
– interdisziplinäre Sichtweise** 97
W. Merkle

Sachverzeichnis 103

Abkürzungsverzeichnis

BWS	Brustwirbelsäule
CPPS	Chronic Pelvic Pain Syndrome
CRF	Corticotropin releasing factor
CRP	C-reaktives Protein
DSD	Detrusor-Sphincter-Dyssynergie
EMG	Elektromyogramm
HSV I, HSV II	Herpes simplex virus
HWS	Halswirbelsäule
IgM	Immunglobulin M
IPSS	Int. Prostate Symptom Score
ISG	Ileosacralgelenk
LCR	Ligant chain reaction
LUTS	Lower Urinary Tract Symptome
LWS	Lendenwirbelsäule
MRT	Magnetresonanztomographie (NMR)
NSAR	Nichtsteroidale Antirheumatika
OP	Operation
PCR	Polymerase chain reaction
PID	Pelvic Inflammatory Disease
PNE	Periphere Nervenevaluation
PSA	Prostata-spezifisches Antigen
QST	Quantitative sensorische Testung
RSI	Repetitive Strain Injury
SEP	Somatosensibel exozierte Potenziale
SNS	Sakrale Neuromodulation
STD	Sexually transmitted disease
TENS	Transkutane elektrische Nervenstimulation
TMD	Temporomandibuläre Dysfunktion
TRUS	Transrektaler Ultraschall
TUR	Transurethrale Resektion

Autorenverzeichnis

DKD
Stiftung Deutsche Klinik für Diagnostik GmbH
Aukammallee 33
65191 Wiesbaden

Dr. Hermann-Josef Berberich
Arzt für Urologie und Psychotherapie
Kasinostr. 2
65929 Frankfurt/Main

Dr. Ulrich Drechsel
Ehem. Fachbereichsleiter Anästhesie/
Schmerztherapie an der DKD Wiesbaden
Sophienstr. 3
65189 Wiesbaden

Prof. Dr. Wolfgang Jost
Fachbereichsleiter Neurologie
an der DKD Wiesbaden

Prof. Dr. Ernst-Günther Loch
Ehem. Fachbereichsleiter Gynäkologie
an der DKD Wiesbaden
Vorsitzender der Akademie der LÄK Hessen,
Bad Nauheim
Erbsenacker 22
65207 Wiesbaden

Dr. Walter Merkle
Fachbereichsleiter Urologie
an der DKD Wiesbaden

Dr. Heinrich Müller-Lobeck
Fachbereichsleiter Chirurgie/Colo-Proktologie
an der DKD Wiesbaden

Dr. Gernot Plato
Holstenstr. 2
24768 Rendsburg

Dr. Antje Wiesner
Ehem. Oberärztin am Fachbereich Neurologie
an der DKD Wiesbaden
Reichsstr. 105
14052 Berlin

1 Einführung

W. Merkle

Der chronische Beckenbodenschmerz ist eine Erkrankung, die in den letzten Jahren zunehmend an Bedeutung gewonnen hat. Dies hängt damit zusammen, dass inzwischen zahlreiche Arbeitsgruppen aus verschiedenen Fachdisziplinen sich dieses Problemkreises und seiner Patienten angenommen haben. Während noch vor Kurzem nur wenige Arbeiten pro Jahr erschienen (vorwiegend von Gynäkologen) nimmt ihre Anzahl stetig zu. Immer häufiger wird nun auch in der Urologie das Beckenbodenschmerzsyndrom beschrieben und erforscht. Wichtige Arbeiten sind erschienen, die unser Verständnis fördern, wie diese Schmerzform entsteht.

Die pathophysiologischen Untersuchungen von Zermann et al. [56–59] zeigen, wie Schmerzen aufgrund eines Ereignisses entstehen können. Darüber hinaus wissen wir aber auch, dass ohne eine begleitende psychische Fehlfunktion bzw. -verarbeitung aus solchen Schmerzen kaum eine chronische Schmerzerkrankung werden kann. Es handelt sich also auch um eine psychosomatische Erkrankung [5, 6, 58].

Es verwundert deshalb nicht, dass diese Patienten nicht selten eine jahrelange Odyssee von Arzt zu Arzt hinter sich haben, bevor sie an einen Therapeuten gelangen, der sich mit dieser multifaktoriellen Schmerzkrankheit befasst und in der Lage ist, sie richtig einzuschätzen und zu therapieren, wobei er sich nicht selten einer fachübergreifenden Therapie bedienen muss, was eine enge Zusammenarbeit mehrerer Therapeuten bei ein und demselben Patienten erfordert [16].

Dabei handelt es sich immerhin beim chronischen Becken(boden)schmerzsyndrom, oder englisch ausgedrückt Chronic Pelvic Pain Syndrome (CPPS), um ein häufiges Krankheitsbild, das jedoch in der Vergangenheit in der Regel unter (untauglichen) Synonyma missverstanden wurde. Darunter finden sich vor allem diese: Prostatitissyndrom, chronisch abakterielle Prostatitis (NIH III), entzündliches und nichtentzündliches chronisches Schmerzsyndrom des Beckens (NIH IIIa und b), Reizblase, Vaginismus etc.

Einig sind sich fast alle Autoren in der Einschätzung, dass es sich um ein Krankheitsgeschehen handelt, das über Jahre hinweg prolongiert verläuft und multifaktoriell ist [4, 5]. Angesichts der eingangs getroffenen Feststellung der Patientenodyssee verwundert dies allerdings nicht. Man muss eher befürchten, dass die Unkenntnis der Zusammenhänge die eigentliche Ursache für die Chronifizierung des Schmerzsyndroms sein könnte (vgl. [30]). Die Komplexität des CPPS [4, 13] erleichtert das Verstehen auch nicht gerade.

Die Epidemiologie belegt, dass das CPPS ein häufiges Krankheitsbild ist, da der Beckenboden aufgrund seiner Komplexität für die Entstehung chronischer Schmerzbilder anfällig ist [56, 58, 60]. Allerdings hindert der fehlende Konsens, was alles unter dem Begriff CPPS zu verstehen ist, die exakte Ermittlung von Inzidenz und Prävalenz. Anhaltszahlen zumindest für die weibliche Bevölkerung haben Stones et al. [52] sowie Zondervan und Barlow [60] im Jahr 2000 veröffentlicht. So scheint die 3-Monatsprävalenz bei 15% der Frauen im Alter zwischen 18 und 50 Jahren zu liegen. Dies sind Zahlen aus den USA. Lindheim spricht von bis zu 30% der Frauen im gebärfähigen Alter [36]. In Großbritannien dagegen liegt die jährliche Prävalenz bei Frauen zwischen 18 und 73 Jahren bei 38/1000. Das ist ein Wert vergleichbar der Prävalenz von Asthma oder Rückenschmerzen. Auffallend war eine Alterszunahme der Prävalenz [61]. Es gab dabei auch regionale Unterschiede. Deutsche Zahlen fehlen leider.

Die Bedeutung dieser „unbekannten" Erkrankung für das Gesundheitsbudget wird deutlich, wenn man sich die in den USA aufgrund der o.g. Prävalenzdaten hochgerechneten Kosten allein für die betroffenen Frauen in diesem Land betrachtet: die Summe von 881,5 Million US$ pro Jahr (!) wird angegeben, wobei die volkswirtschaftlichen Ausfälle durch Arbeitslosigkeit (immerhin 15% der Betroffenen) und eingeschränkte Arbeitsfähigkeit (45% der Betroffenen) noch nicht einmal einbezogen sind [37].

Verständlich scheint dagegen der Unterschied der Inzidenz zwischen akutem und chronischem Beckenbodenschmerz zu sein [33], handelt es sich doch beim akuten Schmerz um eine meist organische Ursache, die sich rasch diagnostizieren und therapieren lässt.

Als Ursache bzw. Auslöser des CPPS wird eine lange Liste von Krankheiten bzw. Störungen diskutiert. Die nachfolgende Liste erhebt deswegen keinen Anspruch auf Vollständigkeit, so lang sie auch ist:

- Periphere Neuropathie [41]
- Urethralsyndrom [23, 58]
- Chronische Prostatitis [3, 46]
- Endometriose [39, 43]
- Pelvic Inflammatory Disease (PID) [39]
- Adhäsionen [39]
- Colon irritabile [39, 55]
- Interstitielle Zystitis [39]
- Muskuloskeletale Fehlfunktion [5, 9, 39]
- Myofasziale Fehlfunktion [9, 53]
- Psychosomatische Störung [7, 15, 39, 62]
- Somatoforme Störung [17]
- Sexueller Missbrauch [12, 20, 21, 26, 35, 54, 62]
- Vergewaltigung in der Partnerbeziehung [1, 54]
- Chlamydien und andere STD [8, 10, 22, 28]
- Osteomyelitis [19]
- Autoimmunprostatitis [42, 54, 63]
- Chronisch venöse Kongestion im kleinen Becken [18]
- Hernien [31]
- Harnröhrendivertikel [29]
- Bandscheibenprolaps [27]
- Multiparität [24]
- Ovarialzysten [34]
- Postoperativ belassene Ovarialreste [50]
- Endosalpingiose [14]
- Radikale Prostatektomie [47]
- Dysmenorrhoe [63]
- Chronic Fatigue Syndrom [1]
- Beckenfraktur [38]
- Appendizitis [48]
- Krebsangst [47]
- Darmadhäsionen [32]
- Vulvodynie [5, 40]
- Coccygodynie [58]
- Pudendusneuralgie [58]

Sieht man sich diese fast endlose Liste kritisch an, fallen zwei Dinge auf: Erstens werden Krankheiten genannt, die selten sind und eher zufällig bei einem/r CPPS-Patienten/in gefunden wurde/n, wobei auch die Unterscheidung zwischen akutem und chronischem Schmerzgeschehen nicht beachtet wird. Zweitens finden sich in der Literatur Häufungen bei bestimmten Krankheitsbildern, allen voran der sexuelle Missbrauch. Das sollte zu denken geben. Auch in der eigenen Arbeit finden sich überraschend viele Patientinnen, die einen sexuellen Missbrauch erlitten haben, sei es in der Kindheit und damit oft verdrängt, sei es in einer bestehenden Partnerschaft.

Viele Publikationen findet man auch allgemein zu psychosomatischen Krankheiten sowie zur Prostatitis.

Auf diese Krankheitsauslöser (sind sie auch immer der Verursacher?) wird in den nachfolgenden Kapiteln eingegangen.

Die Pathogenese nach einem pelvinen schädigenden Ereignis wurde ebenfalls untersucht. Nach heutiger Datenlagen stellt sich die Entstehung so dar:

Auf der Basis eines körperlichen Ereignisses, das als Stressfaktor wirkt, entsteht eine zentralnervöse Abbildung dieses schmerzhaften Ereignisses [58]. Dabei wirkt oxidativer Stress auf die Achse Hypothalamus-Zirbeldrüse-Nebenniere, wobei es durch Beeinflussung von Regulationsmechanismen zu einer Veränderung der Kortisolausscheidung kommt. Bei Patientinnen mit einem CPPS kommt es dabei zu einer normalen bis erniedrigten Ausscheidung, die sich im Speichel messen lässt. Auffallend ist auch die Reaktion auf Stimulationstests. So findet sich im CRF-Test ein niedriger Kortisolspiegel im Speichel, wohingegen nach Dexamethasongabe der Spiegel erhöht ist. Dieses Verhalten findet sich analog bei Patientinnen, die anderen Arten von oxidativem Stress ausgesetzt sind, so dass die Autoren folgern, dass CPPS ebenfalls im Sinne eines oxidativen Stressgeschehens wirkt [25].

Auch bei Männern mit prostatopathischen Symptomen wird oxidativer Stress postuliert. Shahed und Shoskes [49] haben einen oxidativen Stressparameter wie IsoP im Seminalplasma nachgewiesen. Dabei bestanden Unterschiede zwischen Patienten mit einer bakteriellen Prostatitis und CPPS-Patienten. Männer mit einer bakteriellen Prostatitis wiesen die höchsten IsoP-Werte in der Untersuchungsserie auf im Vergleich zu Männern ohne Bakteriennachweis und chronischen Schmerzen. Nach erfolgreicher Antibiose sank der IsoP-Wert wieder. Die Autoren schließen daraus, dass oxidativer Stress eine Schlüsselrolle in der Entstehung des CPPS hat. Auf der anderen Seite ist der oxidative Stress beim Vorhandensein von Bakterien am größten, so dass wohl eher der Schluss richtig ist, dass man mit dem IsoP-Wert schwierig zu diagnostizierende bakterielle Prostatitiden doch erkennen kann, so dass sie nicht fälschlich als CPPS fehldiagnostiziert werden.

Weiterhin hat die Arbeitsgruppe aus Denver [58] festgestellt, dass wiederholte periphere Reize wie eine Entzündung, eine Gewebetraumatisierung, Nervenverletzungen oder auch Fehlbeanspruchungen die Erregbarkeit von Neuronen im ZNS verändern können, so dass eine höhere Reaktivität und schnellere Erregbarkeit entsteht, mithin ein sog. Wind-up. Dieser Entwicklungsprozess mündet dann z.B. in chronischen Schmerz, aber auch in Hyperalgesie und projizierten Schmerz. Dies wiederum sind Phänomene, die wir vom CPPS kennen. Die Folgen sind dann z.B. Spasmen der Beckenbodenmuskulatur, gefolgt von Miktionsfehlverhalten.

Das Problem an diesen organopathophysiologischen Untersuchungen wird allerdings in der Studie von Heim et al. [25] ebenfalls deutlich. Sie fanden bei den Frauen, die sich in den Provokationstests auffällig verhielten, in ihrer gleichzeitig durchgeführten psychologischen Untersuchung eine auffallende Häufung an sexuellem Missbrauch und körperlicher Gewaltanwendung gegen diese Frauen, so dass man auch schlussfolgern könnte, dass die zwangsläufig mit diesen traumatischen Ereignissen einhergehenden psychischen Folgen die hormonellen Veränderung bewirkt haben könnten, nicht aber das körperliche Schmerzereignis als solches.

Auf der anderen Seite zeigt diese Psychogenese des Schmerzes auch, dass die Untersuchungen aus Denver nicht die alleinige Pathophysiologie des CPPS darstellen kann, da diese Überlegungen von wiederholten Traumata ausgeht, wohingegen z.B. eine Vergewaltigung (hoffentlich) nur ein einmaliges Ereignis bleibt.

Wie auch immer, es besteht eine Verquickung körperlicher und psychischer Faktoren bei den meisten Patientinnen und Patienten mit CPPS. Für die Praxis, d.h. für die klinische Diagnostik und die anschließende Therapie ist es jedenfalls zunächst zweitrangig, welches der primäre Auslöser war, wenn überhaupt man in der Lage ist, dies zeitlich zu trennen. Wenn die Betroffenen in die Sprechstunde kommen, tragen sie sowohl psychische Problematiken vor als auch besitzen sie organische Veränderungen, die messbar sind. Therapeutisch muss man sich deshalb für eine erfolgreiche Therapie auf diese Gemengelage einstellen und sie berücksichtigen.

Diagnostisch hat sich ein Vorgehen bewährt, das die Psyche und die Organik gemeinsam berücksichtigt. In der Schmerztherapie ist dies seit langem bekannt.

In den einzelnen Fachdisziplinen werden die organischen Untersuchungsverfahren ausführlich dargestellt, weshalb hier darauf verwiesen werden soll.

Dennoch sei folgendes für alle Fächer hervorgehoben:

Listen to the patient – he/she is telling you the diagnosis!

Dieser Lehrsatz aus der Ausbildung der amerikanischen Medizinstudenten ist gerade für Patienten mit CPPS-Symptomatik die Basis. Eine Frau zu „psychologisieren", die ganz klar angibt, dass sie exakt einmal monatlich schwerste Schmerzen bekommt, ist genauso unsinnig, wie einen Mann mit 40 °C Fieber und Beckenbodenschmerzen zum Psychiater zu schicken – sie leidet an einer Endometriose, er an einer bakteriellen Prostatitis. Das wird für jeden einsichtig sein. Jedoch ist das exakte Zuhören dann gefordert, wenn die Frau über diffuse Bauchschmerzen klagt, die auch mehrere Tage andauern, mehrmals im Jahr kommen und schwer zu lokalisieren sind. Die Endometriose erkennt man in dieser Schilderung nicht so eindeutig. Analog ist auch der junge Mann mit Schmerzen beim Sitzen und Fahrrad fahren nicht so ohne Weiteres als Träger einer Prostatitis auszumachen, wenn man nicht speziell nach STD-Keimen sucht. Aber beide könnten auch an einem CPPS leiden.

Hinweise, die in jedem Fachgebiet sehr ähnlich sind, helfen dem Arzt, aus dieser Zwickmühle herauszukommen. Hellhörig werden sollte man, wenn der/die Betroffene angibt, dass „sich die Schmerzen nur schwer beschreiben lassen und irgendwo im Unterbauch liegen". Vorsichtig werde man auch, wenn man hört „meine Prostata tut weh" oder „ich habe eine Reizblase". Dann haben diejenigen schon eine Odyssee mehrerer falscher Diagnosen, frustraner Therapien und frustierter Therapeuten hinter sich und haben sich in diesen zurückliegenden Jahren eine medizinische Nomenklatur angewöhnt, die den nachfolgenden Arzt in die Irre führen kann und dies meist auch tut, wenn er nicht aufpasst.

In solchen Fällen empfiehlt es sich, die Patienten zu bitten, keine Organe zu beschreiben und deren Zustände, sondern „nur" ihre (Miss-)Empfindungen und die Situationen, bei denen sie auftreten, zu schildern.

Ferner sollte man immer das soziale Umfeld berücksichtigen und danach fragen, vor allem Familie/Partnerschaften/private Beziehungen, Beruf, Berufszufriedenheit und Probleme am Arbeitsplatz. Hier finden sich oft wichtige Hinweise [44].

Auch die Frage nach der Kindheit ist eine „allgemeinmedizinische" Frage. Sicherlich können Organmediziner hier kein erschöpfendes Interview führen, aber sie sollten einen Eindruck bekommen können, ob z.B. hier evtl. ein verborgenes Problem stecken könnte (z.B. frühkindlicher sexueller Missbrauch, aggressiv-autoritäre Erziehung etc.). Die weitere Untersuchung sollte dann an einen Psychologen, Psychotherapeuten bzw. Psychiater abgegeben werden. Aber diese Entscheidung zur Überweisung zu treffen, ist Aufgabe des Organmediziners. Die oben genannten Literaturstellen belegen eindrucksvoll, dass dieser Weg in der Diagnostik und Therapie des CPPS äußerst wichtig ist.

Es mag dabei bei vielen Patienten genügen, die „Psychotherapie" auf ein empathisch geführtes Gespräch zu beschränken und den Patienten einfühlsam weiter zu begleiten, aber spätestens dann, wenn die Therapie in einer Sackgasse angekommen ist, sollte man den Psychologen/Psychiater hinzuziehen.

Weiter ist allen Fächern gemeinsam die Beobachtung, dass die Beckenbodenmuskulatur z.T. extrem schmerzhaft ist. Das Auslösen von sog. Triggerpunkten bei CPPS-Patienten ist fast immer möglich [23, 53]. Und meist findet man auch eine Beeinträchtigung der Rückenmuskulatur bis hinauf zur Schulterregion (diffuse Rücken- und Schulterschmerzen). Nicht selten sieht man auch ein verändertes Gangbild aufgrund einer Fehlhaltung/Verspannung der Muskulatur (s. Kapitel 3).

Welche therapeutischen Maßnahmen stehen nun prinzipiell zur Verfügung?

Es handelt sich allem voran um das empathische Gespräch mit dem Patienten/der Patientin. Es geht darum, verständlich zu machen, dass man sie/ihn und die vorgetragenen Beschwerden ernst nimmt und bereit ist, sie/ihn wenn nötig langfristig zu begleiten.

Wenn dieses therapeutische Arbeitsbündnis geschaffen ist, für das die Betroffenen immer dankbar sind, und das vielen von ihnen bereits eine erstaunliche Relativierung ihrer Schmerzempfindung ermöglicht, kann man die bei sorgfältiger Diagnostik gefundene Ursache kausal angehen. Das gilt auch für die verschiedenen psychotherapeutischen Möglichkeiten.

Allgemein stehen Biofeedbackverfahren und osteopathische Therapien zur Verfügung. Eingreifende Maßnahmen wie die Injektion von Botulinumtoxin in die Beckenbodenmuskulatur oder eine permanente sakrale Neuromodulation sind Ausnahmen vorbehalten. Es empfiehlt sich bei bestimmten Patienten, die Bemühungen mehrerer Disziplinen zu nutzen und unter der Führung eines Kollegen, der der Hauptansprechpartner für den Betroffenen ist, zusammenzufassen und zu koordinieren. Gerade da es sich um ein oft vielschichtiges Krankheitsbild handelt, wird dieses Vorgehen erfolgreich sein.

Weiterhin muss ein Umstand besonders betont werden: Die Behandlung von Patienten mit CPPS muss kontinuierlich und langfristig erfolgen [44], um Erwerbsunfähigkeit, Depressionen und Rezidive zu vermeiden. Nur dann ist eine solche Therapie auch „wirtschaftlich" vertretbar. Ansonsten führt sie zu einer, das Problem CPPS nicht zu lösenden, teuren Inanspruchnahme des Gesundheitssystems [44].

Gerade angesichts der gegenwärtigen Gesundheitspolitik ist diese kontinuierliche Betreuung eine Notwendigkeit, die nicht deutlich genug betont werden kann. Der kurzsichtige Versuch, Kosten zu sparen, den manche Krankenkassen – auch Privatkrankenkassen – unternehmen, indem sie sinnvolle Therapien nicht übernehmen, weil sie nicht in bestimmten formalen Katalogen enthalten sind, oder die Anwendung zeitlich auf wenige Wochen zu limitieren, führt bei diesen chronischen Schmerzpatienten, wie die eingangs zitierten Studien belegen, nur zur Chronifizierung und schließlich zur Erwerbsunfähigkeit, die einen hohen volkswirtschaftlichen Schaden und weitere Kosten für die uneinsichtige Krankenkasse bzw. deren Versichertengemeinschaft zur Folge haben, vom weiteren Leiden des insuffizient behandelten Patienten ganz zu schweigen.

Damit es soweit nicht kommen muss, werden in den nachfolgenden Kapiteln aus der Sicht der einzelnen Fächer, die CPPS-Patienten betreuen, die Ursachen, Differenzialdiagnosen und Therapiemöglichkeiten ausführlich dargestellt. CPPS-Patienten sind, wenn man sie rechtzeitig erkennt und adäquat behandelt, erstaunlich gut zu bessern bzw. zu heilen. Eine langjährige Schmerzkarriere kann ihnen ein erfahrener Arzt vermeiden helfen.

Literatur

1. Aaron LA, Herrell R, Ashton S, Belcourt M, Schmaling K, Goldberg J, Buchwald D (2001) Comorbid clinical conditions in chronic fatigue: a co-twin control study. J Gen Intern Med 16(1): 24–31
2. Alexander RB, Brady F, Ponniah S (1997) Autoimmune prostatitis: evidence of T cell reactivity with normal prostatic proteins. 50(6):893–896
3. Alexander RB, Ponniah S, Hasday J, Hebel JR (1998) Elevated levels of proinflammatory cytokines in the semen of patients with chronic prostatitis/chronic pelvic pain syndrome. Urology 52(5):744–749
4. Bodden-Heidrich R (2001) Chronische Unterbauchschmerzen. Chronic pelvic pain Syndrome – ein multifaktorielles Krankheitsbild. Zentralbl Gynäkol 123(1):10–17
5. Bodden-Heidrich R, Busch M, Juppers V, Beckmann MW, Rechenberger I, Bender HG (1999) Chronische Unterbauchschmerzen und chronische Vulvodynie als multifaktorielle psychosomatische Krankheitsbilder: Ergebnisse einer psychometrischen und klinischen Studie unter besonderer Berücksichtigung der muskuloskeletalen Erkrankungen. 121(8):389–395
6. Bodden-Heidrich R, Kuppers V, Beckmann MW, Rechenberger I, Bender HG (1999) Chronic pelvic pain syndrome (CPPS) and chronic vulvar pain syndrome (CVPS): evaluation of psychosomatic aspects. J Psychosom Obstet Gynaecol 20(3):145–152
7. Bodden-Heidrich R, Kuppers V, Beckmann MW, Ozornek MH, Rechenberger I, Bender HG (1999) Psychosomatic aspects of vulvodynia. Comparison with the chronic pelvic pain syndrome. J Reprod Med 44(5):411–416
8. Braverman PK (2000) Sexually transmitted diseases in adolescents. Med Clin North Am 84(4): 869–889
9. Carter JE (1999) A systematic history for the patient with chronic pelvic pain. JSLS 3(4):245–252
10. Cohen CR, Brunham RC (1999) Pathogenesis of Chlamydia induced pelvic inflammatory disease. 75(1):21–24
11. Coker AL, Smith PH, Bethea L, King MR, McKeown RE (2000) Physical health consequences of physical and psychological intimate partner violence. Arch Fam Med 9(5):451–457
12. Collett BJ, Cordle CJ, Stewart CR, Jagger C (1998) A comparative study of women with chronic pelvic pain, chronic nonpelvic pain and those with no history of pain attending general practitioners. Br J Obstet Gynaecol 105(1):87–92
13. Collett BJ, Crdle C, Stewart C (2000) Setting up a multidisciplinary clinic. Baillieres Best Parct Res Clin Obstet Gynaecol 14(3):541–556
14. DeHoop TA, Mira J, Thomas MA (1997) Endosalpingiosis and chronic pelvic pain. J Reprod Med 42(10):613–616
15. Dellenbach P, Haeringer MT (1996) Douleur pelvienne chronique. L'expression d'un probleme psychologique. Presse Med 25(13):615–620
16. Economy KE, Laufer MR (1999) Pelvic pain. Adolesc Med 10 (2):291–304
17. Ehler U, Heim C, Hellhammer DH (1999) Chronic pelvic pain as a somatoform disorder. Psychother Psychosom 68(2):87–94
18. Emmanuel AV, Kamm MA, Beard RW (2000) Reproducible assessment of vaginal and rectal mucosal and skin blood flow: laser Doppler fluximetry of the pelvic microcirculation. Clin Sci (Colch) 98(2):201–207

19. Franks ME, Lavelle JP, Yokoyama T, Chuang YC, Chancellor MB (2000) Metastatic osteomyelitis after pubovaginal sling using bone anchors. Urology 56(2):330–331
20. Fry RP, Beard RW, Crisp AH, McGuigan S (1997) Sociopsychological factors in women with chronic pelvic pain with and without pelvic venous congestion. J Psychosom Res 42(1):71–85
21. Fry RP, Crisp AH, Beards RW (1997) Sociopsychological factors in chronic pelvic pain: a review. J Psychosom Res 42(1):1–15
22. Guaschino S, deSeta F (2000) Update on chlamydia trachomatis. Ann N Y Acad Sci 900:293–300
23. Günthert EA (1997) Psychosomatische Urologie. In: Merkle W (Hrsg) Urologie. Hippokrates, Stuttgart, S 393–407
24. Gurel H, Atar-Gurel S (1999) Dyspareunia, back pain and chronic pelvic pain: the importance of this pain complex in gynaecological practice and its relation with grandmultiparity and pelvic relaxation. Gynecol Obstet Invest 48(2):119–133
25. Heim C, Ehlert U, Hanker JP, Hellhammer DH (1998) Abuse-related posttraumatic stress disorder and alterations of the hypothalamic-pituitary-adrenal axis in women with chronic pelvic pain. Psychosom Med 60(3):309–318
26. Heim C, Ehlert U, Hanker JP, Hellhammer DH (1999) Psychological and endocrine correlates of chronic pelvic pain associated with adhesions. J Psychosom Obstet Gynaecol 20 (1):11–20
27. Holley RL, Richter HE, Wang L (1999) Neurologic disease presenting as chronic pelvic pain. South Med J 92(11):1105–1107
28. Johnson RA (2000) Diagnosis and treatment of common sexually transmitted diseases in women. Clin Cornerstone 3(1):1–11
29. Juang CM, Wang PH, Yu KJ, Yuan CC, Ng HT (1999) Urethral diverticulum presenting with chronic pelvic pain: a case report. Chuang Hua I Hsueh Tsa Chih (Taipei) 62(8):550–553
30. Kamm MA (1997) Chronic pelvic pain in women – gastroenterological, gynaecological or psychological? Int J Colorectal Dis 12(2):57–62
31. Kavic MS (1999) Chronic pelvic pain, hernias and the general surgeon. JSLS 3(2):89–90
32. Keltz MD, Peck L, Liu S, Kim AH, Arici A, Olive DL (1995) Large bowel to pelvic sidewall adhesions associated with chronic pelvic pain. J Am Assoc Gynecol Laparosc 3(1):55–59
33. Kontoravdis A, Chryssikopoulos A, Hassiakos D, Liapis A, Zourlas PA (1996) The diagnostic value of laparoscopy in 2365 patients with acute and chronic pelvic pain. Int J Gynaecol Obstet 52 (3):243–248
34. Kontoravdis A, Hassan E, Hassakiakos D, Botsis D, Kontoravdis N, Creatsas G (1999) Laparoscopic evaluation and management of chronic pelvic pain during adolescence. Clin Exp Obstet Gynecol 26(2):76–77
35. Lampe A, Solder E, Ennemoser A, Schubert C, Rumpold G, Sollner W (2000) Chronic pelvic pain and previous sexual abuse. Obstet Gynecol 96(6):929–933
36. Lindheim SR (1999) Chronic pelvic pain: presumptive diagnosis and therapy using GnRG agonists. Int J Fertil Womens Med 44(3):131–138
37. Mathias SD, Kuppermann M, Liberman RF, Lipshutz RC, Steege JF (1996) Chronic pelvic pain: prevalence, health-related quality of life and economic correlates. Obstet Gynecol 87(3):321–327
38. Mayher BE, Guyton JL, Gingerich JR (2001) Impact of urethral injury management on the treatment and outsome of concurrent pelvic fractures. Urology 57(3):439–442
39. Moore J, Kennedy S (2000) Causes of chronic pelvic pain. Baillieres Best Pract Res Clin Obstet Gynaecol 14(3):389–402
40. Neue Bakterien bei abakterieller Prostatitis entdeckt. Ärztezeitung 10.09.2001 www.aerztezeitung.de
41. Perry CP (2000) Peripheral neuropathies causing chronic pelvic pain. J Am Assoc Gynecol Laparosc 7(2):281–287
42. Ponniah S, Arah I, Alexandre RB (2000) PSA is a candidate self-antigen in autoimmune chronic prostatitis/chronic pelvic pain syndrome. Prostate 44(1):49–54
43. Porpora MG, Kninckx PR, Piazze J, Natili M, Colagrande S, Cosmi EV (1999) Correlation between endometriosis and pelvic pain. J Am Assoc Gynecol Laparosc 6(4):429–434
44. Reiter RC (1998) Evidence based management of chronic pelvic pain. Clin Obstet Gynecol 41(2): 422–435
45. Rickert VI, Kozlowski KJ (2000) Pelvic pain. A SAFE approach. Obstet Gynecol Clin North Am 27(1):181–193
46. Riley DE, Berger RE, Miner DC Krieger JN (1998) Diverse and related 16s rRNA-encoding DNA sequences in prostate tissues of men with chronic prostatitis. J Clin Microbiol 36(6):1646–1652
47. Sall M, Madsen FA, Rhodes PR, Jonler M, Messing EM, Bruskewitz RC (1997) Pelvic pain following radical retropubic prostatectomy: a prospective study. Urology 49(4):575–579
48. Scineauy TL, Sills ES, Perloe M, Daly JP, Schattman GL (2001) Transvaginal ultrasonographic identification of appendicitis in a setting of chronic pelvic pain and endometriosis. South Med J 94(1):73–74
49. Shaede AR, Shoskes DA (2000) Oxidative stress in prostatic fluid of patients with chronic pelvic pain syndrome: correlation with gram positive

bacterial growth and treatment response. J Androl 21(5):669–675
50. Sinha R (1995) Chronic pelvic pain caused by residual ovaries and other remnants. Br J Obstet Gynaecol 102(11):935–996
51. Stones RW, Mountfield J (2000) Interventions for treating chronic pelvic pain in women. Cochrane Database Syst Rev (4):CD000387
52. Stones RW, Selfe SA, Fransman S, Horn SA (2000) Psychosocial and economic impact of chronic pelvic pain. Baillieres Best Pract Res Clin Obstet Gynaecol 14 (3):415–431
53. Travell JG, Simons DG (1992) Myofacial pain and Dysfunction. The trigger point manual. William & Wilkins, Baltimore
54. Walker EA, Katon WJ, Hansom J, Harrop-Griffiths J Holm L, Jones ML, Hickik LR, Russo J (1995) Psychiatric diagnosis and sexual victimization in women with chronic pelvic pain. Psychosomatics 36(6):531–540
55. Walker EA, Gelfand AN, Gelfand MD, Green C, Katon WJ (1996) Chronic pelvic pain and gynaecological symptoms in women with irritable bowel syndrome. J Psychosom Obstet Gynaecol 17(1):39–46
56. Zermann DH (2001) Der chronische Beckenschmerz – Pathophysiologie, Diagnostik und Therapie. Aktuel Urol 32:62–68
57. Zermann DH, Ishigooka M, Doggweiler R, Schmidt RA (1998) Central autonomic innervation of the lower urinary tract – a neuroanatomical study. World J Urol 16:417–422
58. Zermann DH, Ishigooka M, Doggweiler R, Schmidt RA (1999) Neuro-Urological insights into the etiology of genitourinary pain in men. J Urol 161:903–908
59. Zermann, DH, Ishigooka M, Ebersberger A, Schubert J, Schmidt RA (1999) Spinal and supraspinal neurons labeled after pseudorabiesvirus injected into the prostate gland. Soc Neurosci Abstr 25(1):104
60. Zondervan KT, Barlow DH (2000) Epidemiology of chronic pelvic pain. Baillieres Best Pract Res Clin Obstet Gynaecol 14(3):403–414
61. Zondervan KT, Yudkin PL, Vessey MP, Dawes MG, Barlow DH, Kennedy SH (1999) Prevalence and incidence of chronic pelvic pain in primary care: evidence from a national general practice database. Br J Gynaecol 106(11):1149–1155
62. Zondervan KT, Yudkin PL, Vessey MP, Dawes MG, Barlow DH, Kennedy SH (1999) Patterns of diagnosis and referral in women consulting for chronic pelvic pain in UK primary care. Br J Obstet Gynaecol 106(11):1156–1161
63. Zondervan KT, Yudkin PL, Vessey MP, Jankinson CP, Dawes MG, Barlow DH, Kennedy SH (2001) Chronic pelvic pain in the community – symptoms, investigations and diagnoses. Am J Obstet Gynecol 184(6):1149–1155

2 Der chronische Beckenbodenschmerz aus der Sicht der Urologie

W. MERKLE

Einleitung

In Kapitel 1 werden zahlreiche Auslöser für den chronischen Beckenbodenschmerz (CPPS) aufgeführt. Eine Reihe davon betreffen das Gebiet der Urologie, allen voran die vielen Spielarten und Formen der Prostatitis.

Auch wenn – oder gerade weil – jahrelang das CPPS als chronisch abakterielle Prostatitis (was ist da eigentlich entzündet im pathohistologischen Sinne?) und/oder Prostatodynie fehlverstanden wurde [29], so stellen die Männer doch die Hauptgruppe urologischer CPPS-Patienten. Frauen werden sich bei CPPS-Beschwerden dagegen eher dem Gynäkologen vorstellen, es sei denn die Beschwerden ähneln mehr denen einer Zystitis.

Damit beginnt die Problematik aus Sicht der Urologie, denn einerseits gibt es in der Tat zahlreiche Fälle einer bakteriellen Prostatitis, die oft rezidiviert, bzw. ebenfalls rezidivierende Harnwegsinfekte bei Frauen sind, andererseits ist, vor allem in den Praxen, der Prozentsatz psychosomatischer Patienten mit urologischem Beschwerdebild hoch. Man geht davon aus, dass ca. 30% aller urologischer Patienten in Praxen in diese Gruppe gehören.

Wie sind also diese großen Gruppen korrekt auseinanderzuhalten?

Da es relativ einfach ist, eine suffiziente bakteriologische Untersuchung durchzuführen, sollte man mit den differenzialdiagnostischen Überlegungen hier beginnen. Dies bedeutet jedoch nicht, dass psychosomatisch erfahrene Urologen grundsätzlich diesen Weg gehen sollten, wenn sie sich sicher sind, dass sie ein CPPS und keine Entzündung diagnostiziert haben.

Allerdings ist zu bedenken, dass es durchaus vorkommt, dass ein CPPS auf der Basis einer nicht suffizient behandelten Entzündung entsteht, so dass eine bakteriologische Untersuchung zu Beginn eigentlich immer zu empfehlen ist.

Aus der Erfahrung heraus hat sich bei CPPS-Patienten die nachfolgend beschriebene Vorgehensweise bewährt.

Bakteriologie

Männer

Urin- und Ejakulatkultur sollten parallel bestimmt werden. Verunreinigungen bei der Probengewinnung des Ejakulats lassen sich so leichter entdecken. Da im Ejakulat auch das Sekret der Samenbläschen enthalten ist, ist der Ejakulatkultur der Vorzug vor der Kultur des Prostataexprimats zu geben.

Grundsätzlich sollte das gewonnene Material sofort verarbeitet, d.h. auf die entsprechenden Nährböden übertragen werden. Dies ist bei geringen Keimzahlen nach multiplen antibiotischen Vortherapien hilfreich, um falschnegative Kulturergebnisse vermeiden zu helfen.

Ferner gehört grundsätzlich die Überprüfung auf Chlamydien, Mykoplasmen und Ureaplasmen zum Untersuchungsumfang. Chlamydien werden dabei per PCR oder LCR bestimmt, Mykoplasmen und Ureaplasmen erfordern spezielle Nährböden. Der untersuchende Mikrobiologe muss gezielt gebeten werden, sich um die Anzüchtung solcher etwaig vorhandener STD-Keime zu bemühen. Da diese Keime außerhalb des Körpers sehr anfällig sind, ist die Forderung nach sofortiger Untersuchung der frischen Proben essenziell. Falschnegative STD-Kulturen werden so meist vermieden.

Weiterhin gehört auch die Suche nach sexuell übertragbaren Viren zum Untersuchungsumfang. In der Regel kann man sich aber auf die Untersuchung von Herpesviren beschränken. Der Einfachheit halber kann man dies serologisch tun durch Antigen-/Antikörpernachweis von HSV-I- und HSV-II-Viren. Ein positiver IgM-Titer zeigt die aktive Infektion an.

Die Antigen-/Antikörpertestung ist auch bei Chlamydien (urologisch ist nur Chl. trachomatis relevant) hilfreich, da sie technisch schwierig nachzuweisen sind. Hier helfen positive IgM-Titer ebenfalls. Sie konvertieren nach korrekter Antibiose.

Die Mikroskopie des Ejakulats gehört ebenfalls zum Untersuchungsumfang. Man sucht vor allem nach einer auffälligen Vermehrung von Leukozyten [35].

Dass sich dieser ganze Aufwand lohnt, ist belegt. Gerade STDs finden sich bei jungen Männern (und Frauen!) sehr häufig. Sie liegen zahlenmäßig unter den Top Ten der Infektionskrankheiten [4] und verursachen u.a. auch chronische Schmerzen im Beckenboden, nicht nur beim Geschlechtsverkehr [4, 9, 19]. Und hier ist eine kausale Therapie möglich (Partnertherapie nicht vergessen).

Analoges gilt erst recht für die Prostatitis mit grampositiven und gramnegativen Bakterien.

Auffallend oft berichten die Patienten über multiple Kurzzeittherapien, die damit das Risiko von Persistern und Resistenzentwicklung tragen. Für Einzelheiten hierzu sei auf Weidner et al. [63] verwiesen.

Inwieweit im Sperma neu entdeckte Bakterien wie Paenobacillus sp. und Proteobacterium sp. [41] wirklich eine Rolle als Entzündungsursache spielen, muss weiteren Untersuchungen überlassen werden.

Mehr experimentell und im Forschungsansatz sind die Bestimmungen von Cytokinen im Prostataexprimat als Entzündungsindikator [64]. Auch die PCR-Methode kann helfen, Bakterien in der Prostata zu entdecken [23, 46]. Es bleibt aber dennoch fraglich, ob nur mit so großem Aufwand erfassbare Bakterien überhaupt eine klinische Relevanz besitzen. Und diese Skepsis scheint berechtigt, da bei der systematischen Untersuchung von CPPS-Patienten nur in 5% der Fälle eine relevante Entzündung pathohistologisch nachgewiesen werden konnte [60], auch wenn eine Arbeitsgruppe um John [27] kürzlich Interleukin, Komplement und Immunglobulin in Serum und Ejakulat bei sog. Kategorie-IIIB-Patienten (= nicht entzündliches chronisches Schmerzsyndrom) nachweisen konnte. Es bleibt derzeit offen, inwieweit Laborparameter ohne pathohistologische Verifikation eine klinisch relevante Entzündung wahrscheinlich machen oder Ausdruck einer psychotropen Veränderung des Immunsystems sein können.

Ein weiterer Entzündungsindikator könnte eine vermehrte Prostatadurchblutung sein [7]. Wie Abb. 2.1 zeigt, ist die Durchblutung in der Tat erhöht, wenn eine bakteriell nachweisbare Entzündung der Prostata vorliegt [39], wohingegen Patienten mit einem nichtentzündlichen CPPS eine deutlich geringere Durchblutung erkennen lassen (Abb. 2.2).

Noch fehlen allerdings größere Untersuchungsserien, die diese Beobachtung soweit klinisch absichern, dass man die Ergebnisse der farbcodierten Transrektalsonographie als differenzialdiagnostisches Kriterium nutzen könnte.

Frauen

Bei Frauen mit anamnestisch rezidivierenden Harnwegsinfekten ist die Überprüfung per Katheterurin, ob im zeitlichen Rahmen zu einem Schmerzereignis eine Zystitis vorliegt, selbstverständlich. Mittelstrahlurin bei Frauen ist so oft kontaminiert, dass falschpositive Befunde die Regel sind. Und damit ist eine Differenzialdiagnostik zwischen Entzündung und CPPS nicht möglich. Dass auch etwa vorliegende STD-Keime sorgfältig überprüft werden (mittels Harnröhren- und Cervixabstrich), ist ebenfalls selbstverständlich.

Weiterhin gehört die Überprüfung des vaginalen Hormonstatus zum Pflichtprogramm [17, 36, 38], da bei Androgenüberschuss (vor allem bei jungen Frauen) bzw. postklimakterischer

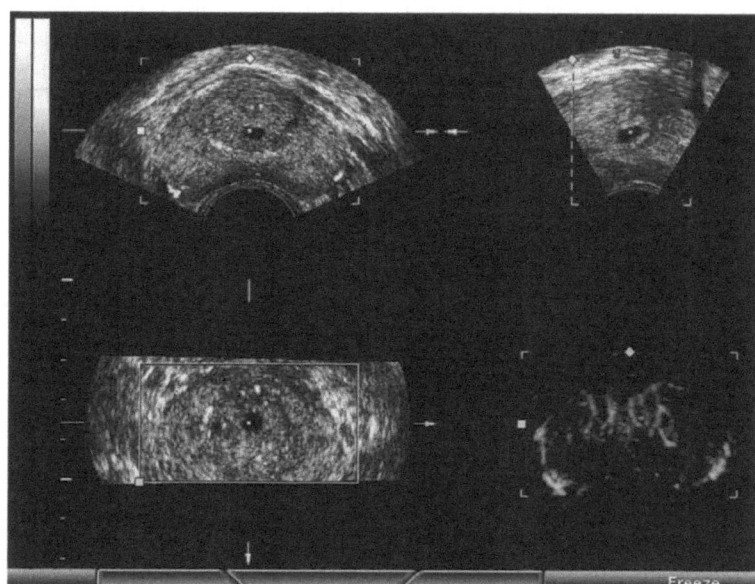

Abb. 2.1. Farbcodierte transrektale 3-dimensionale Sonographie der Prostata bei Entzündung. Deutlich erkennbar ist die starke Durchblutung im Vergleich zu Abb. 2.2

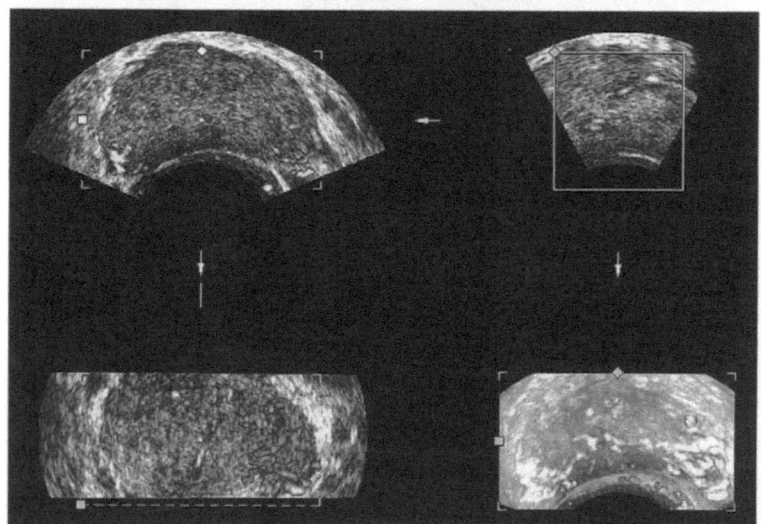

Abb. 2.2. Farbcodierte transrektale 3-dimensionale Sonographie der Prostata bei CPPS. Unauffälliges Gefäßmuster im Vergleich zu Abb. 2.1

Atrophie Beschwerden bestehen können, die einerseits einem Harnwegsinfekt ähneln, andererseits z. B. beim Geschlechtsverkehr Schmerzen verursachen können, die an ein CPPS denken lassen. Einzelheiten hierzu siehe auch in Kapitel 7.

Auf jeden Fall gehört bei beiden Geschlechtern eine sorgfältige Anamnese zur Basis. Eigentlich sollte dies selbstverständlich sein, jedoch regt die heutige „Kassenmedizin" dazu an, trotz aller gegenteiliger Beteuerungen der Funktionäre und Politiker, nur eine Kurzanamnese zu erheben, dann sofort Labordiagnostik, Ultraschall und Röntgen einzusetzen und dem ersten Befund zu folgen und zu therapieren. Das führt bei CPPS-Patienten jedoch oft zu Fehldiagnosen. Eine ausführliche Anamnese braucht zunächst Zeit, die aber letztlich durch die Vermeidung unnötiger weiterer Arbeit wieder eingespart wird, so dass der Zeitbedarf eher geringer ist.

Hellhörig werden sollte man als Urologe, wenn Patienten mit fertigen Diagnosen oder Organbefunden kommen („Ich habe es an der Prostata!") oder wenn ein Patient um Worte ringt, seine Beschwerden zu beschreiben („Ich fühle, als ob mich da etwas drückt!", „Ich weiß nicht, wie ich es beschreiben soll."). Dann sollte man den Patienten gezielt auffordern, mit seinen eigenen (!) Worten weiterzuberichten, nicht mit den Befunden der Voruntersucher: „Bitte schildern Sie mir Ihre Beschwerden mit IHREN Worten!"

Und dann hört man mit zunehmender Erfahrung bereits oft heraus, ob man es eher mit einem CPPS-Patienten oder einem Patienten z.B. mit einer bakteriellen Prostatitis zu tun hat.

Auffällig ist auch, wenn Patienten berichten, dass sie aufgrund der Beschwerden operiert worden sind, eine anfängliche Besserung verspürten und dann nach einigen Wochen jedoch die gleichen Schmerzen wieder verspürt haben. Gerade bei Frauen findet man dieses Phänomen nicht selten nach Hysterektomien, bei Männern dagegen nach einer TUR der Prostata. Die Operation war dann offensichtlich nicht indiziert gewesen, die Ursache der Beschwerden lag eben nicht in dem operierten Organ.

Symptomatik

Die Symptome sind bei beiden Geschlechtern sehr ähnlich.

Vor allem klagen die Betroffenen über dysurische Beschwerden, im weitesten Sinne berichten sie deshalb über sog. LUTS (*Lower Urinary Tract Symptoms*). Dabei tritt der Schmerzcharakter hervor. Männer beschreiben dann auch Schmerzen in den Hoden, seltener im Penis.

Druck im Perineum und Unterbauch mit Ausstrahlung in Hoden/Penis wird ebenfalls häufig empfunden. Frauen projizieren diese Druckgefühle in Labien und Vagina.

Eine weiteres häufiges Merkmal sind Schmerzen beim bzw. nach dem Geschlechtsverkehr. Frauen empfinden bei der Imissio penis oftmals ein Brennen oder Stechen (vgl. die Schmerzempfindungen bei der Palpation der Triggerpunkte!).

Eine Reizblasensymptomatik findet sich bei einer Reihe von Patienten, gelegentlich kombiniert mit Stuhlgangveränderungen. Manche Männer klagen zusätzlich über Erektionsstörungen.

Differenzialdiagnose

Folgende weitere einfache Untersuchungen helfen in der Differenzialdiagnose:
- **Rektale Palpation:** Sie bildet den Abschluss der körperlichen Untersuchung. Während eine akut bis subakut entzündete Prostata auch bei vorsichtiger Palpation auf dem Organ selbst druckschmerzhaft ist, lässt sich beim CPPS die Prostata ziemlich schmerzfrei palpieren. Die Patienten geben nur einen gewissen Drang zum Wasserlassen an. Dagegen findet man neben (!) der Prostata strangartige, mehr oder minder harte und unterschiedlich dicke Muskelpartien des Beckenbodens, die stark druckschmerzhaft sind. Bei der Frau liegen diese Stellen bei 3 und 9 Uhr SSL und können auch ggf. vaginal gefunden werden. Diese sog. Triggerpunkte [20, 59] lassen sich beim CPPS mindestens einseitig immer auslösen. Diese Triggerpunkte sind nicht die Ursache des CPPS, sondern seine Folge wegen der überangespannten Beckenbodenmuskulatur [12].
Anmerkung: Auch bei Frauen lassen sich die Triggerpunkte finden. Sie liegen an den gleichen Stellen im seitlichen Beckenboden wie bei Männern. (Auf eine vaginale Palpation sollte man zumindest bei der Erstuntersuchung verzichten, ganz besonders dann, wenn die Möglichkeit eines Sexualtraumas noch nicht ausgeschlossen ist. Prinzipiell ergibt sich aber bei der vaginalen Palpation der gleiche Triggerpunktschmerz wie bei der rektalen Tastung.) Weiterhin ist auch aus dem gleichen Grund der Analsphinktertonus oft erhöht, so dass das Einführen des untersuchenden Fingers relativ zäh ist. Gelegentlich kann dies auch schmerzhaft sein, so dass man eine proktologische Untersuchung

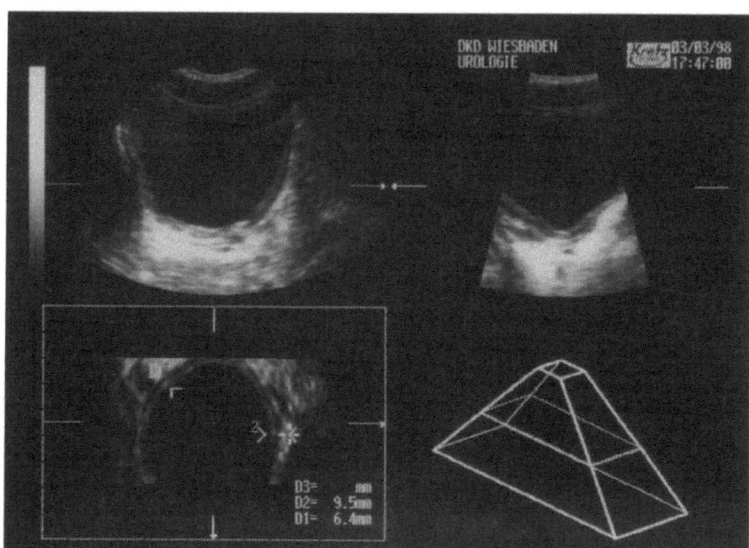

Abb. 2.3. 3-dimensionale transabdominale Sonographie der Blase: Im koronaren Schnitt (links unten) erkennt man die deutlich verdickte Blasenwand (normal: <5 mm)

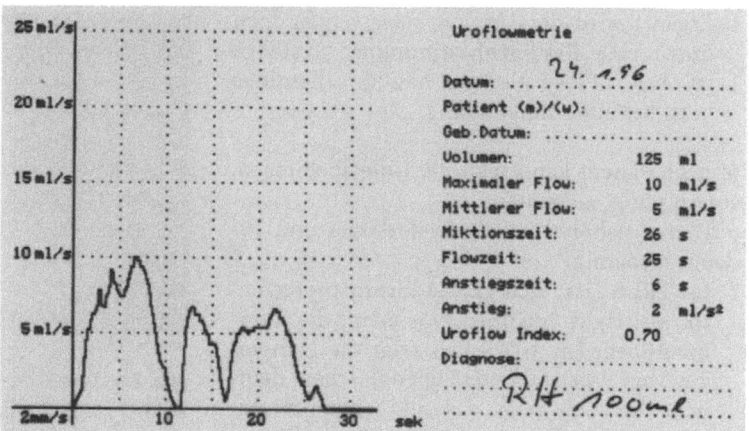

Abb. 2.4. Dyskoordinanter Uroflow mit konsekutiver Restharnbildung (Gleiche Patientin wie in Abb. 2.11)

veranlassen sollte, um Fissuren, Abszesse etc. nicht zu übersehen. Siehe hierzu auch Kapitel 5.
- Danach erfolgt die **Sonographie der Blase**. Man achtet selbstverständlich auf Pathologika wie Tumoren, Divertikel, Steine etc. Wichtig ist aber bei der Fragestellung CPPS auch die Messung der Detrusordicke. Bei einer ausreichenden Füllung (ca. 100 ml) erkennt man eine Detrusorhypertrophie an einer Dicke von mehr als 5 mm. Sie zeigt das subvesikale Hindernis an, gegen das der Detrusor seine Muskelzunahme entwickelt hat (Abb. 2.3). Welche Ursache das subvesikale Hindernis hat, kann natürlich nicht damit festgestellt werden, dafür benötigt man weitere Untersuchungen, zunächst die Uroflowmetrie.
- Die Durchführung eines **Uroflows** lässt die Ursache des Miktionshindernisses meist zuverlässig erkennen. Das typische dyskoordinante Miktionsmuster (Abb. 2.4) weist auf eine Fehlfunktion der Beckenbodenmuskulatur hin und damit auf ein CPPS, wohingegen der Flow bei einer Prostatitis die Kurvenform einer BPH zeigt [29].

Bei Frauen mit CPPS ist diese Auffälligkeit des Flows übrigens ebenfalls festzustellen.

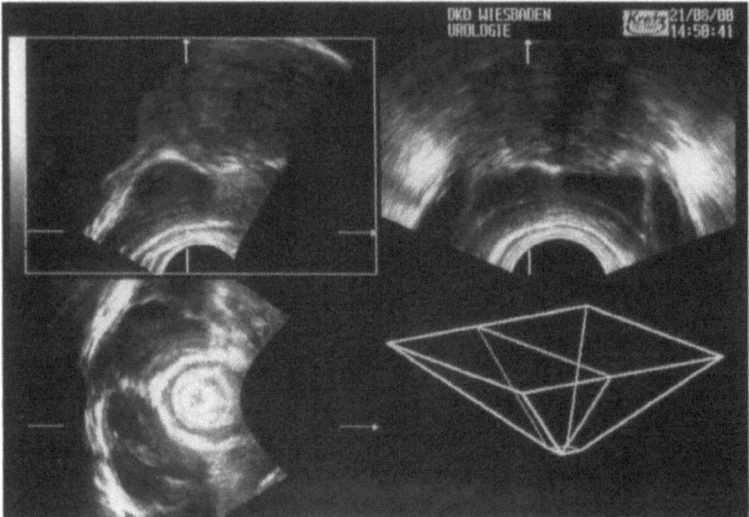

Abb. 2.5. 3-dimensionale transrektale Sonographie der Samenblasen: Erhebliche Erweiterung der beiderseitigen Samenblasen mit relativ dicker Wandbildung bei kulturell bestätigter Vesiculitis seminalis

■ Ergänzt wird der Uroflow selbstverständlich durch eine **Restharnbestimmung**. Restharn ist bei CPPS-Patienten häufig, allerdings auch bei einer Entzündung.

Je nach Patient kann man die Untersuchungen, sofern nötig, ausweiten.

Hierzu gehören TRUS, Zystoskopie und Videourodynamik.

■ Im **TRUS** lässt sich eine Adnexitisproblematik meist gut erkennen. Vor allem die koronare Ebene im 3-D-Schall zeigt die Pathologie von Prostata und Samenbläschen deutlich. Abb. 2.5 zeigt das Bild einer chronischen Vesikulitis seminalis, die nach entsprechender antibiotischer Therapie über 4 Wochen verschwunden war. Der Schallbefund hatte sich weitgehend zurückgebildet, der Patient war beschwerdefrei, nachdem er vorher erfolglos monatlang als chronischer Prostatitiker mit Kurzantibiosen behandelt worden war. Dabei war die Prostata im Schallbild unauffällig gewesen.

■ Die **Zystoskopie** lässt die allgemein bekannten Diagnosen erkennen, die mit diesem Untersuchungsverfahren entdeckt werden können. Besonderes Augenmerk sollte man jedoch auf 3 Dinge legen: 1. Bei beiden Geschlechtern fällt bei CPPS-Patienten eine erschwerte Passage des quergestreiften Sphinkters auf. Er erscheint kontrakt. 2. Die Blase weist bei CPPS-

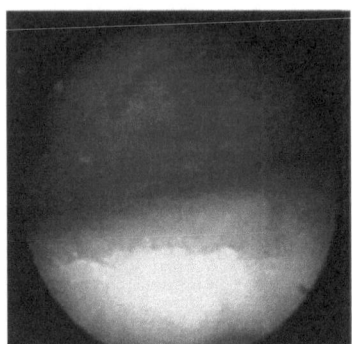

Abb. 2.6. Endoskopie der Blase: Sog. Trigonitis bei Östrogendefizit

Patienten häufig eine Trabekulierung auf als Zeichen der Detrusorhypertrophie. 3. Bei Frauen achte man auf das Trigonum. Die sog. Trigonumzystitis ist nicht bakterieller Genese, sondern Zeichen einer hormonellen Dysfunktion (Abb. 2.6). Sie führt zu den Symptomen einer „Reizblase", die aber regelmäßig nach etwa 2 Monaten einer lokalen Östrogentherapie verschwindet [17, 36, 38]. Das lässt sich dann übrigens ebenfalls zystoskopisch verifizieren. Der Trigonumbefund ist nun ebenfalls verschwunden.

■ **Der klinische Fall:** Die Zystoskopie kann allerdings auch CPPS-Fehldiagnosen entdecken. Bei einem 56-jährigen Mann, der wegen eines therapieresistenten Beckenbodenschmerzes vorgestellt wurde, fanden sich in der Zystoskopie nach auswärtiger TUR-Prostata sowohl eine bulbäre Harnröhrenenge, als auch ein signifikantes Restprostataadenom nach operativer Öffnung der Striktur, das in gleicher Sitzung nachreseziert wurde. Nach üblicher Wundheilungszeit war der Patient völlig beschwerdefrei, eine CPPS-Therapie deshalb nicht mehr notwendig.

- Als aufwendigstes Untersuchungsverfahren steht die **Videourodynamik** zur Verfügung [24]. Man findet dabei sowohl chronisch überdehnte Blasen infolge ständig unterdrücktem Harndrangs durch Beckenbodenkontraktion, als auch eine erhöhte Reflexaktivität, wenn der Detrusor gegen das subvesikale Hindernis arbeitet und seine Kraft verstärkt. Darüber hinaus lassen sich erhöhte Sphinkterdrucke im Urethradruckprofil messen (Abb. 2.7). Oft liegen sie über 80 cm H_2O,

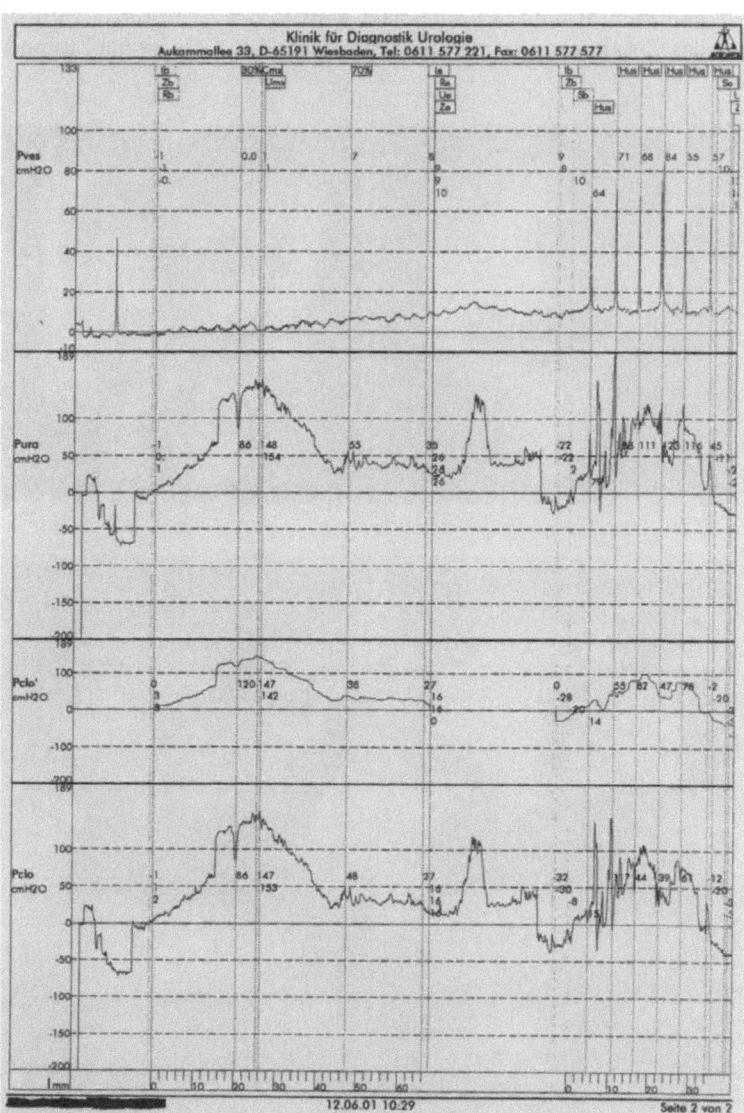

Abb. 2.7. Urethradruckprofil bei CPPS. Deutlich erhöhte Verschlussdrucke

jedoch wird in der Literatur über Druckwerte bis 300 cm H_2O berichtet [65]. Neurophysiologische Untersuchungen weisen darauf hin, dass dies Ausdruck einer sensorischen Störung im Bereich der hinteren Harnröhre sein kann [57]. Inwieweit jedoch auch Willkürphänomene eine Rolle spielen, ist nicht untersucht. Ferner lassen sich im Beckenboden-EMG dyskoordinante Erregungsmuster finden [29].

- **Dynamische Beckenboden-MRT:** Es handelt sich hierbei um ein relativ neues Untersuchungsverfahren, das vor allem bei Harn- und Stuhlinkontinenz eingesetzt wird, da es das Zusammenspiel der Beckenbodenbefunde vor allem bei kombinierten Inkontinenzen gut darstellen kann [25, 40]. Damit kann man allerdings auch die Patienten mit CPPS untersuchen. Zwei Beispiele seien hier vorgestellt: Eine Patientin litt an einer Harninkontinenz, weshalb sie ständig bemüht war, den Beckenboden zu kontrahieren, so dass dieser Dauerkontraktion schließlich wegen der Muskelanspannung in einen Dauerschmerz mündete. In Abb. 2.8 sieht man den völlig starren, unbeweglichen Beckenboden.

Ein anderer Patient hat ebenfalls den gleichen, starren Beckenboden. Hier sieht man in Abb. 2.9b die leichte Trichterbildung der Blase bei Zustand nach radikaler Prostatektomie,

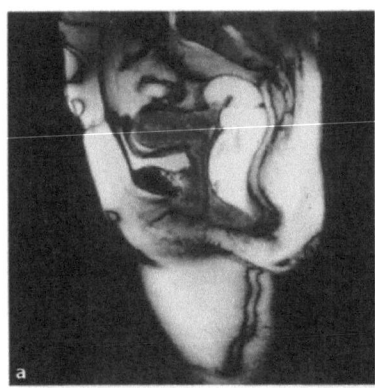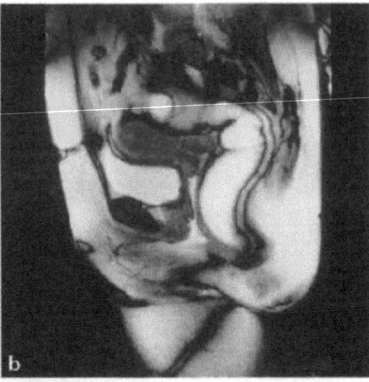

Abb. 2.8 a, b. Dynamisches Beckenboden-MRT bei CPPS-Patientin: Vor **a** und nach **b** Biofeedbacktraining zur pelvic floor re-education. Der hohe, angespannte Beckenboden ist im Vergleich zum posttherapeutischen Bild gut zu erkennen

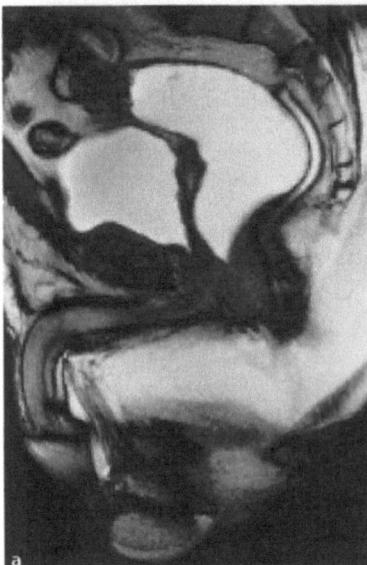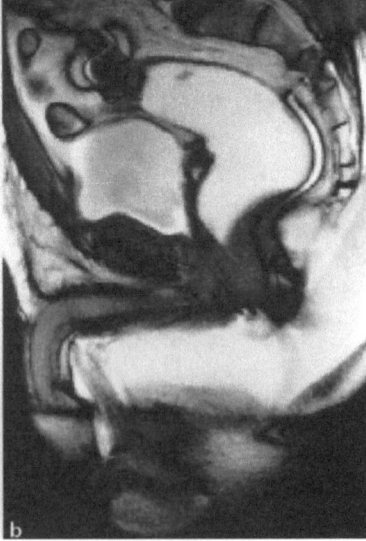

Abb. 2.9 a, b. Dynamisches Beckenboden-MRT bei CPPS-Patient infolge Zustand nach radikaler Prostatektomie. **a** Bei Relaxation offener Blasenhals (Therapieerfolg). **b** Geschlossener Blasenhals trotz Miktionsversuch

als der Patient versuchte zu relaxieren ohne zu miktionieren (Abb. 2.9a), wohingegen unter Ruhebedingungen der Blasenhalstrichter wesentlich flacher ausgebildet ist, da der Patient ebenfalls ständig kneift und so seinen muskulären Schmerz erzeugt (Abb. 2.9b).

Therapie

Allen therapeutischen Bemühungen voran steht die Notwendigkeit einer kausalen Therapie. Dies bedeutet, dass eine bakterielle Prostatitis suffizient mit ausreichenden Dosen eines prostatagängigen Antibiotikums in ausreichend langer Therapie behandelt wird. Dies ist leider nicht immer der Fall. Unzureichende Kurzantibiosen unterdrücken zwar rasch die Entzündung, lindern damit die Beschwerden, lassen aber Persitern unter den Bakterien die Chance, nach Absetzen des Antibiotikums wieder zu wachsen und die nächste Entzündung in Gang zu setzen. Hinweise zu einer erfolgreichen Therapie sind dem Buch „Prostatitis" von Weidner et al. [63] zu entnehmen. Wenn STD-Keime nachgewiesen werden, ist eine Partnertherapie zwingend notwendig.

Analoges gilt für die Therapie der weiblichen Cystitis. Parallel erfolgt die Behandlung eines ebenfalls vorhandenen Östrogendefizits [17, 38] (vgl. Kapitel 7).

Ferner sind Störungen der Darmfunktion einschließlich Abszessen, Fissuren etc. zu behandeln.

Bei einer klaren Psychopathologie ist der Therapieweg zunächst ebenfalls kausal, d. h. eine Psychotherapie wird als erste Maßnahme eingeleitet. Nur wenn sie die Schmerzen nicht lindern kann, werden andere Maßnahmen der Schmerztherapie eingesetzt.

Wenn also alle Indizien für das Vorliegen eines CPPS sprechen und andere Ursachen ausgeschlossen wurden bzw. unwahrscheinlich(er) sind, sollten die Patienten einer der nachfolgend genannten Therapieformen zugeführt werden.

■ Prinzipien

Die Prinzipien der Behandlung sind folgende:
- Empathisches Eingehen des Therapeuten auf den Patienten [47, 50],
- Information des Patienten über die Art seiner Erkrankung. Vor allem: Angst vor einem Karzinom nehmen!
- Entspannungsübungen wie z.B. autogenes Training,
- Vermeiden von Analgetika. Da es sich beim CPPS nicht um eine akute Schmerzentität handelt, sind klassische Analgetika i. d. R. wenig wirksam, von (im weitesten Sinne) muskulotropen Stoffen abgesehen wie NSAR, Antidepressiva, Serotonin-Reuptakehemmer, letztlich Opioiden (sie sollten grundsätzlich vermieden werden – Suchtgefahr!). Aber auch sie sind in der Regel wenig hilfreich, verschleiern oft die Diagnose bzw. verhindern, dass Patienten einer wirksamen Therapie zugeführt werden.
- Vermeidung einer Operation.

Das empathische Eingehen auf den Patienten ist *der* entscheidende Schritt für das Gelingen der Therapie. Schließlich handelt es sich beim CPPS nicht um ein rein organisches Geschehen, das der/die Betroffene mit einer cleveren Therapie durch einen erfahrenen Therapeuten wegbehandeln lassen kann, sondern wir haben es mit einem komplexen Krankheitsgeschehen zu tun, das oft multidisziplinär angegangen werden muss, wobei die Psychotherapie eine wichtige Rolle spielt. Und spätestens hier ist die Mitarbeit des Patienten gefordert, um einen Erfolg erreichen zu können. Diesen Weg werden aber die Betroffene nur mitgehen, wenn sie sich ernst genommen fühlen und merken/glauben, dass der Therapeut sie versteht, auf sie eingeht und immer ein kompetenter Ansprechpartner für sie ist [50]. Dies gilt vor allem auch langfristig [44], da die Therapie des Patienten viele Monate und Jahre dauern und es immer wieder zu Rückschlägen kommen kann. Effekte von Übertragung und Gegenübertragung, die die Kommunikation erschweren [18], gibt es gerade auch bei psychosomatischen Erkrankungen, weshalb die Interaktionen zwischen Arzt und Patient für den Therapeuten erkennbar sein müssen [16]. Deshalb ist für den Urologen ein Grundverständnis für Psychologie und Psychotherapie dieser Erkrankung wichtig, auch wenn er die Psychotherapie in Kollegenhände abgibt.

Therapie

Wenn eine Psychogenese des CPPS ausgeschlossen ist, können die folgenden Therapiemethoden eingesetzt werden. Wenn eine solche psychogene Causa vorhanden ist, stehen alle somatischen Therapien zunächst zurück. Sollte dies noch notwendig sein, können sie später unter laufender Psychotherapie ggf. ergänzend verwandt werden.

α-Blocker: Sie öffnen den Blasenhals. Damit sind sie auch bei Frauen nutzbar. Die Öffnung des Blasenhalses ist jedoch der Startimpuls für die Einleitung einer Miktion [11]. Dadurch kann eine Triggerung der Sphinkterrelaxation eingeleitet werden. Somit ist die Verbesserung bzw. Linderung der Symptomatik zu verstehen [11, 24, 29]. Jedoch ist der Effekt oft nicht nachhaltig, so dass die Patienten in die alten Fehlmuster zurückfallen. Deshalb sind weitere Maßnahmen dazu zu kombinieren.

Biofeedbacktraining: Die gestörte Funktion des Beckenbodens und der Blase, des Genitale und auch des Enddarms lassen sich, eine intakte Neurologie der Organe vorausgesetzt, wieder korrigieren. Im englischen Sprachgebrauch wird völlig zu Recht der Begriff der „pelvic floor re-education" verwandt [8]. Da kaum jemand in der Lage ist, seine dort liegende Muskulatur gezielt willentlich und differenziert zu gebrauchen, nutzt man die Methode des Biofeedbacktrainings, um den Betroffenen zu zeigen, welche willentliche Aktion welche muskuläre Antwort zur Folge hat. So sind die Patienten nach einigen Wochen Übungszeit in der Lage, ihre Beckenbodenmuskulatur gezielt zu steuern [8, 29, 37, 65]. Auch andere Formen der Bewusstmachung des Beckenbodenmuskeltonus sind biofeedbackmäßig einsetzbar. Patienten werden z.B. bei korrekter Muskelbeeinflussung der Beckenbodenmuskulatur mit dem Zugang zu einem Computerspiel „belohnt" und lernen so, wie sie durch richtige Beckenbodenbeeinflussung mehr Spielzeit bekommen [22].

Da beim CPPS die Muskulatur erheblich überkontrahiert ist, wird den Patienten beigebracht, diese Muskulatur zu relaxieren. Bei Beginn der Biofeedbacktherapie ist das erste Ziel, ihnen die Muskeln fühlbar zu machen. Sie stellen dabei dann fest, dass diese Muskulatur deutlich verspannt ist und versuchen nun, sie zu lockern. Das Gerät, das als Summations-EMG über eine vaginale bzw. Rektalelektrode arbeitet, zeigt anhand der Spannung an, ob die Muskulatur relaxiert oder gar noch mehr anspannt. Durch den Versuch, die falschen Aktionen zu vermeiden und die richtigen Übungen zu verstärken, lernt der Patient, gezielt die Muskulatur zu entspannen (Abb. 2.10). Das Gerät gibt ihm also eine Rückmeldung bzw. Kontrolle dessen, was er tut. Damit geht meist eine erhebliche Schmerzlinderung bis Schmerzfreiheit einher. Auch objektiv messbare Parameter der Dysurie verbessern sich signifikant [8]. Abb. 2.11 zeigt ein weitgehend normalisiertes Flowmuster nach Biofeedbackrelaxationstraining, die Miktion ist restharnfrei (gleicher Patient wie in Abb. 2.4 vor der Therapie). In einer eigenen Studie ließen sich so Erfolgsraten bis 70% erzielen. Allerdings wurden nur solche Patienten auf diese Weise behandelt, die keine fassbare Psychopathologie aufwiesen. Ggf. kann man allerdings das Biofeedbacktraining zu einer laufenden und dabei bereits fortgeschrittenen Psychotherapie dazukombinieren. Ein Ersatz für eine Psychotherapie ist es dagegen nicht. Die durch das Gerät überwachte Entspannungstechnik ist natürlich nach Beendigung des eigentlichen Übungszeitraums von meist 3 (z.T. bis 6) Monaten fortzusetzen. So sind die Patienten in der Lage, jederzeit den Beckenboden zu relaxieren und auch bei eventuell wieder auftretenden Schmerzen bereits sich selbst zu therapieren. Diese physikalische Therapie kann sinnvoll unterstützt werden durch andere, z.B. osteopathische Therapien. Siehe hierzu Kapitel 3. Chiropraktische Anwendungen dagegen haben nur einen kurzdauernden Effekt [26].

Der klinische Fall: 45 Jahre alte Patientin mit massivsten Schmerzen im kleinen Becken, die bereits sehr hohe Dosen von Opiaten erforderten. Dennoch ist die Patientin nie wirklich

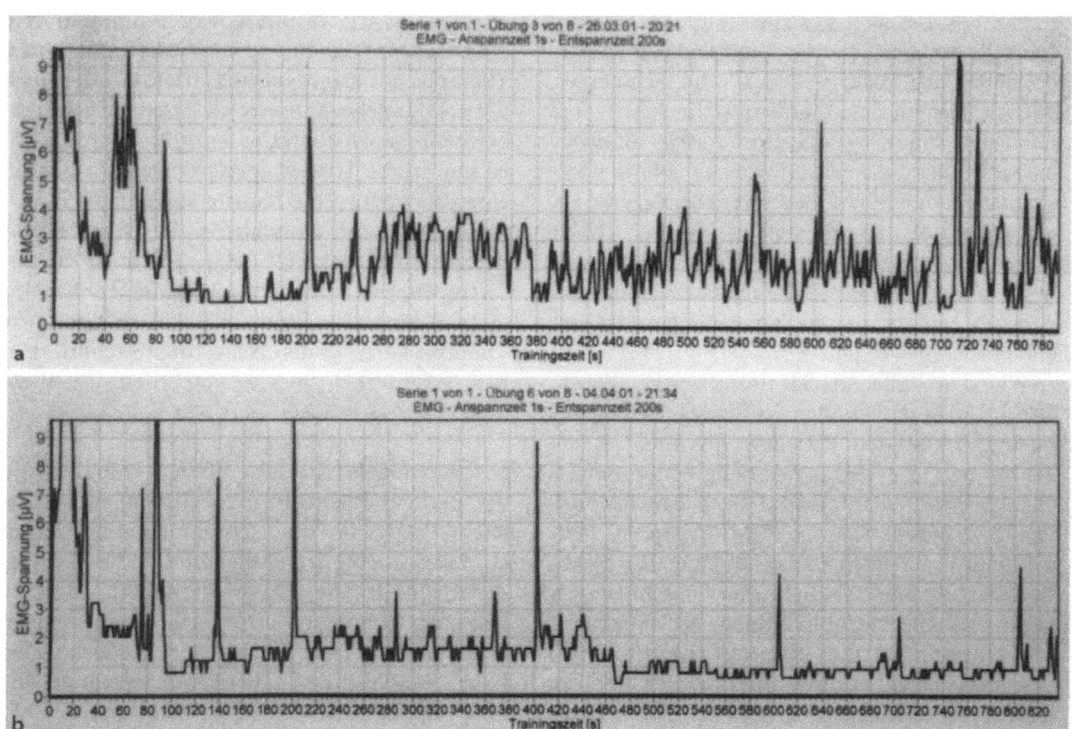

Abb. 2.10 a, b. Beckenbodensummations-EMG vor (**a**) und nach (**b**) Biofeedbacktraining. Die Abnahme der Muskelanspannung ist gut nachvollziehbar

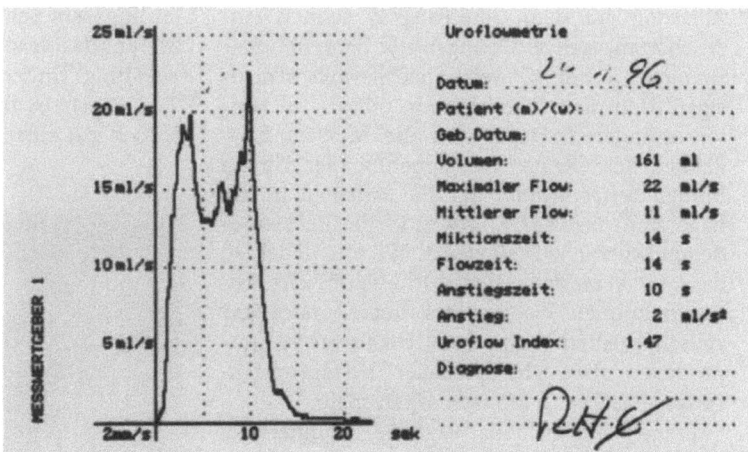

Abb. 2.11. Uroflow nach erfolgreichem Biofeedbacktraining. Restharnfreie Miktion bei fast normalem Kurvenbild (Gleiche Patientin wie in Abb. 2.4)

schmerzfrei. Die Blasenentleerung gelingt nur mit Schmerzen und Bauchpresse, die Defäkation ist zum Erliegen gekommen, weshalb die Patientin bereits vor Jahren einen Anus praeter erhalten hat. Geschlechtsverkehr wird wegen Schmerzen seit Jahren vermieden. Auffällig waren bei der Diagnostik die positiven Triggerpunkte im kleinen Becken, die dyskoordinante Miktion und eine erhebliche Senkung des Beckenbodens. Da auch eine Stressharninkontinenz bestand, erfolgte eine Kolposuspension. Danach war die Patientin kontinent, die Miktion hatte sich nicht geändert, die Schmerzen blieben. Der nächste therapeutische Schritt war die Pelvic floor re-education mittels Biofeedbacktraining. Nach ca. 8 Wochen gab die Patientin eine deutliche Beschwerdelinderung an, die Opiatdosis konnte halbiert werden. Nach weiteren 10 Wochen ist sie nun so weitgehend beschwerdefrei, dass sie Opiate nur noch „on demand" einnimmt, die regelmäßige Gabe ist entbehrlich geworden.

Wie das Biofeedbacktraining wirken kann, sieht man auch an den Befunden der weiter oben geschilderten Patientin. In Abb. 2.8 erkennt man die Rückgewinnung einer deutlichen Beckenbodenmobilität nach ca. 3 Monaten Biofeedbacktraining. Die Cystocele lässt sich nun verifizieren und stellt eine OP-Indikation dar. Parallel ist die Patientin schmerzfrei geworden. Die Harninkontinenz ist nicht verschlechtert, muss aber einer OP zugeführt werden. Inzwischen ist diese Operation erfolgt, die Patientin ist kontinent.

Therapieanleitung: Dreimal am Tag für ca. 10 min unter Kontrolle des Biofeedbackgeräts Durchführung von Übungen zur Beckenbodenentspannung. Die Patienten lernen anhand der Ablesung auf dem Gerätedisplay schnell einzuschätzen, welche Übungen die Beckenbodenspannung erhöhen, welche sie gewollt erniedrigen. Und diese Entspannung müssen sie weiter optimieren. Dazu wird die Messempfindlichkeit des Gerätes mit zunehmender Übung immer weiter erhöht, bis die Patienten in der Lage sind, fast auf Kommando die Beckenbodenmuskulatur zu relaxieren. Wichtig dabei ist, dass sie keinesfalls elektrostimulatorische Zusatzfunktionen des Gerätes nutzen oder gar zwischenzeitlich anspannen. Dies wäre kontraproduktiv. Die Therapiedauer beträgt erfahrungsgemäß ca. 3 Monate, selten mehr.

Frauen nutzen eine vaginale, Männer die rektale Messsonde.

Eigene Untersuchungen zeigen an einem Kollektiv von über 100 Patienten über Jahre hinweg eine Erfolgsrate zwischen 70 und 80%.

■ **Botulinumtoxininjektion:** Ein anderer Ansatz, die Überanspannung der Beckenbodenmuskulatur zu mindern und so Schmerzfreiheit zu erreichen, ist die Injektion von Botulinumtoxin [26]. Bekannt geworden durch die erfolgreiche Therapie der neurogenen DSD [14] oder auch die erfolgreiche Therapie des Detrusor vesicae bei neurogenen Reflexblasen [49], kann die Injektion in die Triggerpunkte im kleinen Becken eine für Wochen bis Monate anhaltende Tonusminderung mit anschließender Schmerzlinderung erreichen [28, 65]. Nachteile dieser Therapieform sind die Notwendigkeit der Injektion einerseits und die zeitlich limitierte Therapiedauer andererseits, die Nachinjektionen erforderlich macht. Außerdem ist diese Methode relativ teuer.

■ **Neuromodulation:** Eine weitere Möglichkeit, die Beckenbodenfehlfunktion therapeutisch zu beeinflussen, ist die Neuromodulation/Neurostimulation. In der Regel erfolgt die Elektrodeneinlage in die S3-Foramina [48]. Die permanente Stimulation erfolg dabei erst, wenn in einer probeweisen Einlage von Testelektroden (sog. PNE-Testung [32]) die Schmerzlinderung bzw. -freiheit bewiesen werden konnte [47]. Gleichzeitig normalisieren sich im Erfolgsfall pathologische Miktionsparameter, vor allem abzulesen an Uroflow und Restharn. Die permanente SNS (sakrale Neuromodulation) ist allerdings ein sehr aufwendiges und teures Verfahren, das deshalb nur für Ausnahmefälle Verwendung finden kann und sollte [53] (Abb. 2.12–2.14). In therapieresistenten Fällen ist es jedoch gut einsetzbar und erfolgreich [52].

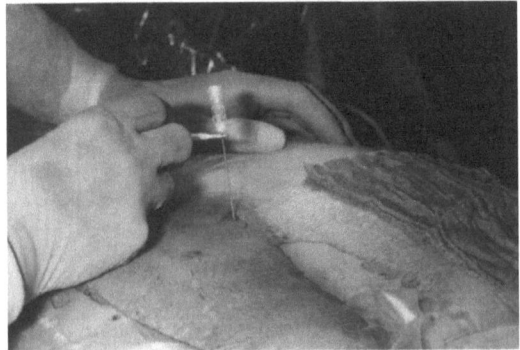

Abb. 2.12. OP-Situs: PNE-Testung. Die Punktionsnadel wird in das S3-Foramen in Lokalanästhesie eingeführt und mit dem Teststimulator verbunden (Kontaktstecker in der Hand des Operateurs)

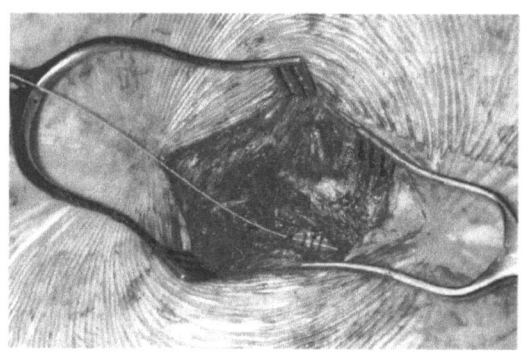

Abb. 2.13. OP-Situs: Sakrale Neuromodulation. Präsakrale Inzision mit bereits in das S3-Foramen eingelegter sog. Leadelektrode (s. auch Abb. 2.14)

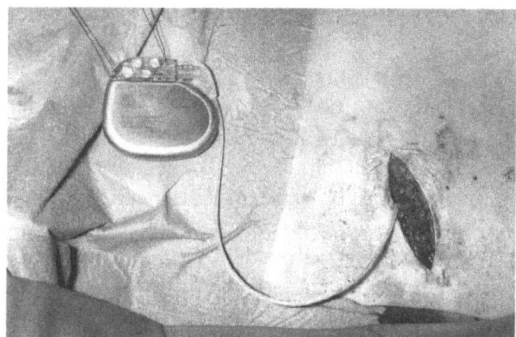

Abb. 2.14. OP-Situs: Sakrale Neuromodulation: Bauchhauttasche, in die der Itrel-II-Neuromodulator eingelegt wird. Das Kabel ist mit dem Lead (s. Abb. 2.13) subkutan verbunden

■ **Der klinische Fall:** 63 Jahre alte Patientin mit schwerer Kraurosis vulvae (ein Vulvakarzinom konnte histologisch ausgeschlossen werden) und Blasen- und Mastdarmfunktionsstörung ohne neurologische Pathologie. Triggerpunkte und Miktionsparameter waren pathologisch, es bestand Restharn. Die Defäkation war nur mit Irrigation möglich. Während einer PNE-Testung spontane Schmerzlinderung, Normalisierung des Flowmusters, deutliche Reduktion des Restharns, erstmals seit Jahren wieder Stuhlentleerung ohne Hilfe, wenn auch noch unvollständig. Alle anderen Therapieversuche einschließlich Psychotherapie, Biofeedbackrelaxationstraining etc. waren gescheitert. Nach permanenter SNS blieb die Schmerzlinderung bestehen, Miktion und Defäkation funktionieren reibungslos. Die Triggerpunkte sind schmerzfrei, die Blase wird restharnfrei entleert. Lediglich die Kraurosis quälte die Patientin anfangs noch. Unter konsequenter Östrogentherapie ließen die Beschwerden dann allerdings nach mehr als 9 Monaten ebenfalls nach.

■ **Weitere Therapieverfahren**

Nach unserer Erfahrung sind die nachfolgend aufgeführten Therapieformen eher nicht erfolgreich, zumindest erreichen sie bei Weitem nicht die Therapieerfolge der Trias: a-Blocker, Biofeedbackrelaxationstraining und SNS, kombiniert mit Psychotherapie.

■ **Medikamente:** Quercetin wurde bei CPPS infolge einer interstitiellen Cystitis in einer plazebokontrollierten Studie relativ erfolgreich eingesetzt [30]. Auch bei der sog. Kategorie-III-Prostatitis scheint diese Substanz hilfreich zu sein. Die Untergruppe von CPPS-Patienten hatte eine deutliche Linderung ihrer Symptome [51]. Finasterid wurde von einer Arbeitsgruppe [33] eingesetzt. Eine Verbesserung von CPPS auf der Basis einer Entzündung wurde gesehen. Inwieweit eine Verbesserung der Miktion durch das Finasterid erzielt wurde, was einen positiven Effekt auf Restharn und damit auf die Unterhaltung einer Urogenitalentzündung bzw. eines Harnwegsinfekts hat, wurde allerdings nicht untersucht. Die Autoren schreiben deshalb auch, dass sie die Ursache der Wirkung nicht erklären können. Auch Pentosanpolysulfat wurde von einer Arbeitsgruppe relativ erfolgreich angewandt [42]. Eine randomisierte Kontrollstudie fehlt bisher jedoch.

Eine Injektion von Lokalanästhetika in die Triggerpunkte des Beckenbodens lindert die Beschwerden ebenfalls [5, 13]. Aufgrund der kurzen Wirkdauer kann das Verfahren eher als Probetherapie gewertet werden, die dann die Entscheidung für eine definitive Therapieform ermöglichen könnte (z. B. Botulinumtoxininjektion).

In einer plazebokontrollierten Studie erhielten Männer mit CPPS oral Kortikoide verabreicht. Etwa 3/4 der Patienten gaben eine Verbesserung auf Kortison an [2]. Auch eine andere Arbeitsgruppe berichtet über Kortisonerfolge [43]. Nichtsteroidale Entzündungshemmer scheinen ebenfalls eine gewisse Wirkung zu entfalten [62].

■ **Operationen:** Die Präsakrale Neurektomie (laparoskopisch durchgeführt) ist ein Verfahren, das durch eine Durchtrennung von Nervenbahnen eine Schmerzlinderung erreichen möchte. Mehrere Arbeiten sind dazu erschienen, die Erfolge bei ca. 3/4 der Patienten (meistens Patientinnen!) zeigen [6, 34], wenn auch mit z.T. schweren Komplikationen [34]. Interessant ist in diesem Zusammenhang die kritische Bewertung laparoskopischer OP-Erfolge durch die Arbeitsgruppe um Elcombe [15]. Sie vermuten, dass der Therapieeffekt eines laparoskopischen Eingriffs auf psychologischen Mechanismen beruht. Angesichts der Verstümmelung, die operative Methoden mit sich bringen können, sollte man deshalb die Indikation zu einem Eingriff, vor allem wenn er Organe opfern soll (z.B. Hysterektomie, präsakraler Nervenbahnen), sehr streng stellen. Auch die lange Liste von Eingriffen, der sich Patienten unterzogen haben, spricht dafür, dass hier eher Hilflosigkeit die Indikationsstellung beeinflusste als klares Schmerzmanagement [5].

■ **Sonstige Verfahren:** Die Anlage eines **elektromagnetischen Feldes** beidseits iliakal half bei knapp 2/3 der Patienten [61]. Einflüsse auf nociceptive Stimuli und psychosoziale Einflüsse wurden als Ursache der Erfolge vermutet. Aber inwieweit ein Plazeboeffekt vorhanden war, bleibt offen.

Akupunktur ist eine weitere Therapieoption, die in Einzelfällen erfolgreich einsetzbar scheint [58, 65]. Kontrollierte Studien fehlen jedoch noch, wenngleich die schmerzlindernde Wirkung inzwischen wissenschaftlich belegt ist [55]. Bei Vorliegen einer psychosomatischen Ursache lassen sich mit der Akupunktur Therapieerfolge auch bei therapieresistenten Störungen erzielen. Tabelle 2.1 gibt eine Übersicht über die bisher erprobten Akupunkturpunkte [56].

Wenn eine begleitende Urgesymptomatik bei CPPS vorhanden ist, bestehen ebenfalls gute Chancen für eine Symptomlinderung durch Akupunktur [3, 31].

Chiropraktische Manipulationen [21] helfen dem Patienten ebenfalls, vor allem dann, wenn – was häufig ist – weitere Muskelpartieen des Körpers betroffen sind. Allerdings sind sie nur kurzfristig erfolgreich [26], so dass osteopathischen Therapien der Vorzug zu geben ist (s. Kapitel 3).

Tabelle 2.1. Bei CPPS bewährte Akupunkturpunkte

4 Du 20 Baihui		
7 Ren 3 Zhongji	8 Di 4 Hegu	9 MP 6 Sanyinjiao
10 Ren 4 Guanyuan		12 Ni 5 Shuiquan
13 Bl 23 Shenshu		14 Bl 63 Jinmen
15 Bl 28 Pangguangshu		

Therapieschema

Abschließend wird ein Therapieschema vorgestellt, das auf der langjährigen Erfahrung der Arbeit mit vielen CPPS-Patienten beruht.

1. Sicherer Ausschluss des Vorliegens einer Organpathologie, um dem Patienten die Sicherheit zu geben, dass „nichts übersehen wurde". Das bedeutet keinesfalls immer eine riesige differenzialdiagnostische Arbeit, sondern ein individuell angepasster Ausschluss einiger klar möglicher Differenzialdiagnosen.
2. Ausführliche(!) Aufklärung über die Zusammenhänge des individuellen CPPS und Informationen, wie die Physiologie des Beckenbodens und seiner hier liegenden Organe im Großen und Ganzen funktioniert (mit speziellem Fokus auf Miktion, Defäkation und Geschlechtsverkehr).
3. Ansprechen von Ängsten (Krebs!) und Korrektur individueller Fehlansichten (z.B. aus der Sauberkeitsdressur der Kindheit).
4. Organisation eines normalen Miktions- und Defäkationsregimes unter Berücksichtigung des Alltags der Betroffenen.
5. Psychotherapie, wenn eine psychische Problematik vorliegt.
6. Unterstützung der Betroffenen, diese Psychotherapie anzugehen, auch wenn der Weg steinig sein kann.
7. Grundsätzliches Angebot, zu jeder Phase einer Therapie ansprechbar zu sein, wenn der therapeutische Weg stockt.
8. Ermunterung zum Überdenken der „Psychopathologie" des eigenen Alltags/Lebens

(Überforderung im Beruf, in der Familie etc.).
9. Rat zu allgemeinen Entspannungstechniken und Sport (kein Leistungssport, kein Kampfsport).
10. Vermeiden von Analgetika und Antidepressiva.
11. α-Blocker (bei beiden Geschlechtern).
12. Biofeedbackgesteuerte Pelvic floor re-education.
13. SNS.

■ **Anmerkung:** Invasivere Therapien wie die Punkte 11 bis 13 stehen am Ende der Liste. Dies ist beabsichtigt, da diese Methoden nur dann erfolgreich sein können, wenn die Voraussetzungen stimmen. Insofern sind sie nicht als Ersatz für ärztliche Empathie einsetzbar, sondern als deren folgerichtige Ergänzung. Vielfach sind sie erst deshalb nötig, weil in den Jahren vor der richtigen Diagnosestellung die Beckenbodenfehlfunktion sich schon so verselbständigt hat, dass nur noch α-blocker-getriggerte Miktionseinleitung und biofeedbackgesteuertes Pelvic floor re-education-Training eine Möglichkeit bieten, die verfahrene Situation wieder ins Lot zu bringen.

Der letzte Schritt, wenn all dies scheitern sollte, ist dann die SNS. Sie ist nur ultima ratio und steht deshalb *immer* an letzter Stelle, auch wenn sie gelegentlich als Allheilmittel gepriesen wird. Dies ist sie nicht, sie braucht, und dies sei nochmals ausdrücklich erwähnt, die psychotherapeutische und empathische Vorbereitung, sonst scheitert sie auf Dauer. Und dies ist für einen invasiven Eingriff wie die SNS nicht tolerabel.

Literatur

1. Alexander RB, Brady F, Ponniah S (1997) Autoimmune prostatitis: evidence of T cell reactivity with normal prostatic proteins. 50(6):893–896
2. Bates S, Talbot M (2000) Short course oral prednisolone therapy in chronic abacterial prostatitis and prostatodynia: case reports of three responders and one non-responder. Sex Transm Infect 76(5):398–399
3. Becke H (2001) Akupunkturbehandlung von Harnblasenfunktionsstörungen. Urologe [B] 41:472–475
4. Braverman PK (2000) Sexually transmitted diseases in adolescents. Med Clin North Am 84(4):869–889
5. Carter JE (1998) Surgical treatment for chronic pelvic pain. J Soc Laparoendosc Surg 2(2):129–139
6. Chen FP (2000) Laparoscopic presacral neurectomy for chronic pelvic pain. Changgeng Yi Xue Za Zhi 23(1):1–7
7. Cho IR, Leener TS, Ngiem HV, Winter T, Krieger JN (2000) Prostate blood flow characteristics in the chronic prostatitis/pelvic pain syndrome. J Urol 163(4):1130–1133
8. Clemens JQ, Nadler RB, Schaeffer AJ, Belani J, Albaugh J, Bushman W (2000) Biofeedback, pelvic floor re-education and bladder training for male chronic pelvic pain syndrome. Urology 56(6):951–955
9. Cohen CR, Brunham RC (1999) Pathogenesis of Chlamydia induced pelvic inflammatory disease. 75(1):21–24
10. Collett BJ, Crdle C, Stewart C (2000) Setting up a multidisciplinary clinic. Baillieres Best Parct Res Clin Obstet Gynaecol 14(3):541–556
11. De la Rosette JJ, Karthaus HF, van Kerrebroeck PE (1992) Research in 'prostatitis syndromes': the use of alfuzosin (a new alpha-1-receptor agent) in patients mainly presenting with micturition complaints of an irritative nature and confirmed urodynamic abnormalities. Eur Urol 22:222–227
12. Dellenbach P, Haeringer MT (1996) Douleur pelvienne chronique. L'expression d'un probleme psychologique. Presse Med 25(13):615–620
13. Duleba AJ, Keltz MD, Olive DL (1996) Evaluation and management of chronic pelvic pain. J Am Assoc Gynecol Laparosc 3(2):205–227
14. Dykstra DD, Sidi AA (1990) Treatment of detrusor-sphincter dyssynergia with botulinum A toxin: a double-blind study. Arch Phys Med Rehabil 71:24–26
15. Elcombe S, Gath D, Day A (1997) The psychological effects of laparoscopy on women with chronic pelvic pain. Psychol Med 27(5):1041–1050
16. Fry RP, Stones RW (1996) Hostility and doctor-patient interaction in chronic pelvic pain. Psychother Psychosom 65(5):253–257
17. Geissbühler V, Bachmann U, Eberhard J (1994) Vaginale Östrioltherapie bei postmenopausalen Harninkontinenz- und Blasenbeschwerden: Klinische und urodynamische Ergebnisse, Therapieempfehlungen. Kontinenz 3:209–256

18. Grace VM (1995) Problems of communication, diagnosis and treatment experienced by women using the New Zealand health services for chronic pelvic pain: a quantitative analysis. Health Care Women Int 16(6):521–535
19. Guaschino S, deSeta F (2000) Update on chlamydia trachomatis. Ann NY Acad Sci 900:293–300
20. Günthert EA (1997) Psychosomatische Urologie. In: Merkle W (Hrsg) Urologie. Hippokrates, Stuttgart, S 393–407
21. Hawk C, Ling C, Azad A (1997) Chiropractice care for women with chronic pelvic pain: a prospective single-group intervention study. J Manipulative Physiol Ther 20(2):73–79
22. Herndon CDA, Decambre M, McKenna PH (2001) Interactive computer games for treatment of pelvic floor dysfunction. J Urol 166:1893–1898
23. Hochreiter WW, Duncan JL, Schaeffer AJ (2000) Evaluation of the bacterial flora of the prostate using a 16s rDNA gene based polymerase chain reaction. J Urol 163(1):127–130
24. Hochreiter WW, Hruz P, Danuser H, Studer UE (2001) Nicht-entzündliches Chronisches Schmerzsyndrom des Beckens: sind Endoskopie und urodynamische Abklärung sinnvoll? Der Urologe [A] Suppl S 21, V 1.3
25. Interdisziplinäres Gespräch: Dynamisches Beckenboden-MRT: derzeitiger Stand in Indikation, Methodik und Technik. DKD Wiesbaden 2001
26. Jankovic J, Brin MF (1991) Therapeutic use of botulinum toxin. N Engl J Med 324:1186–1194
27. John H, Bargdorn A, Funke G, Sulser T, Hailemariam S, Hauri D, Joller-Jemelka H (2001) Noninflammatory chronic pelvic pain syndrome: immunological study in blood, ejaculate and prostate tissue. Eur Urol 39(1):72–78
28. Jost WH, Merkle W, Müller-Lobeck H (1998) Urethrismus accounting for voiding disorder. Urology 52:352
29. Kaplan SA, Santarosa RP, D'Alisera PM, Fay BJ, Ikeguchi EF, Hendricks J, Klein L, Te AE (1997) Pseudodyssnergia (contraction of the external sphincter during voiding) misdiagnosed as chronic nonbacterial prostatis and the role of biofeedback as a therapeutic option. J Urol 157:2234–2237
30. Katske F, Shoskes DA, Sender M, Poliakin R, Gagliano K, Rajfer J (2001) Treatment of interstitial cystitis with a quercetin supplement. Tech Urol 7 (19):44–46
31. Kelaher CJ, Filsie J, Burton G, Khulaar V, Cardozo CD (1994) Acupuncture and the treatment of irritative bladder symptoms. Acup in Med 12, 9–12
32. Koldewijn EL, Rosier P, Meuleman E (1994) Predictors of success with neuromodulation in lower urinary tract dysfunction: results of trial stimulation in 100 patients. J Urol 152:2071–2075
33. Leskinen M, Lukkarinen O, Marttila T (1999) Effects of finasteride in patients with inflammatory chronic pelvic pain syndrome: a double-blind, placebo-controlled pilot study. Urology 53(3):502–505
34. Lo TS, Chen FP, Chu KK, Soong YK (1998) Successful management of chylous ascites after laparoscopic presacral neurectomy. J Am Assoc Gynecol Laparosc 5(4):431–343
35. Ludwig M, Schroeder-Printzen I, Ludecke G, Weidner W (2000) Comparison of expressed prostatic secretion with urine after prostatic massage – means to diagnose chronic prostatitis/inflammatory chronic pelvic pain syndrome. Urology 55(2):175–177
36. Merkle W (1995) Die Harnröhrenverengung – Diagnostik und Therapie bei Männern und Frauen. Kontinenz 4:235–240
37. Merkle W (2000) Re: Prostate histopathology and the chronic prostatitis/chronic pelvic pain syndrome: a prospective biopsy study. J Urol 164(1):129
38. Merkle W (2000) Somatoforme (funktionelle) Störungen des Urogenitalsystems – Behandlung von Prostatodynie und Reizblase: Hormonelle Untersuchung bei Frauen. DÄB 97(4):A2635
39. Merkle W (2002) Farbcodierte transrektale 3-D-Sonographie der Prostata – Erste Erfahrungen. Aktuel Urol 33:53–57
40. Naujoks E (2002) Veränderungen des Beckenbodens bei der dynamischen MRT während Defäkation und Miktion. Med Diss Universität Frankfurt/M
41. Neue Bakterien bei abakterieller Prostatitis entdeckt. Ärztezeitung 10.09.2001 *www.aerztezeitung.de*
42. Nickel JC, Johnston B, Downey J, Barkin J, Pommerville P, Gregoire M, Ramsey E (2000) Pentosan polysulfate therapy for chronic nonbacterial prostatits (chronic pelvic pain syndrome catergory IIIA): a prospective multicenter clinical trial. Urology 56(3):413–417
43. Nickel JC, Downey J, Johnston B, Clark J, Group TC (2001) Predictors of patient response to antibiotic therapy for chronic prostatits/chronic pelvic pain syndrome: a prospective multicenter clinical trial. J Urol 165(5):1539–1544
44. Reiter RC (1998) Evidence based management of chronic pelvic pain. Clin Obstet Gynecol 41(2):422–435
45. Rickert VI, Kozlowski KJ (2000) Pelvic pain. A SAFE approach. Obstet Gynecol Clin North Am 27(1):181–193
46. Riley DE, Berger RE, Miner DC Krieger JN (1998) Diverse and related 16s rRNA-encoding DNA sequences in prostate tissues of men with chronic prostatitis. J Clin Microbiol 36 (6):1646–1652

47. Schmidt RA, Kaula N (1996) Sacral nerve root stimulation screening efficacy in management of pelvic pain. J Urol 155:594A, 1133
48. Schmidt RA, Senn E, Tanagho EA (1990) Functional evaluation of sacral root integrity: report of a technique. Urology 35(5):388–392
49. Schurch B, Schmid DM, Stöhrer M (2000) Treatment of neurogenic incontinence with botulinum toxin A. N Engl J Med 342:665
50. Selfe SA, Metthews Z, Stones RW (1998) Factors influencing outcome in consultations for chronic pelvic pain. J Womens Health 7(8):1041–1048
51. Shoskes DA, Zeitlin SI, Shahed A, Rajfer J (1999) Quercetin in men with category III chronic prostatits: a preliminary prospective double-blin, placebo-controlled trial. Urology 54(6):960–963
52. Siegel S, Paszkiewicz E, Kirkpatrick C, Hinkel B, Oleson K (2001) Sacral nerve function in patients with chronic intractable pelvic pain. J Urol 166:1742–1745
53. Stojanovic MP (2001) Stimulation methods for neuropathic pain control. Curr Pain Headache Rep 5(2):130–137
54. Stones RW, Mountfield J (2000) Interventions for treating chronic pelvic pain in women. Cochrane Database Syst Rev (4):CD000387
55. Stux G, Hammerschlag R (eds) (2001) Clinical acupuncture. Scientific basis. Springer Verlag, Berlin Heidelberg New York
56. Stux G, Stiller N, Pothmann A, Jayasuriya A (1985) Akupunktur. Springer Verlag, Berlin Heidelberg
57. Theodorou C, Konidaris D, Moutzouris G, Becopoulos T (1999) The urodynamic profile of prostatodynia. Br J Urol Internat 84:461–463
58. Thomas CT, Napolitano PG (2000) Use of acupuncture for managing chronic pelvic pain in pregnancy. J Reprod Med 45(11):944–946
59. Travell JG, Simons DG (1992) Myofacial pain and Dysfunction. The trigger point manual. William & Wilkins, Baltimore
60. True LD, Berger RE, Rothman I, Ross SO, Krieger JN (1999) Prostate histopathology and the chronic prostatitis/chronic pelvic pain syndrome: a prospective biopsy study. J Urol 162(6): 2014–2018
61. Varcaccio-Garolfalo G, Carriero C, Loizzo MR, Amoruso A, Loizzi P (1995) Analgetic properties of electromagnetic field therapy in patients with chronic pelvic pain. Clin Exp Obstet Gynecol 22(4):350–354
62. Venturinie PL, Fasce V, Gorlero F, Ginocchio G (1997) Chronic pelvic pain: oral contraceptives and non-steroidal anti-inflammatory compounds. Cephalgia 17 Suppl 2029–2031
63. Weidner W, Madsen PO, Schiefer HG (Eds) (1994) Prostatitis. Etiopathology, Diagnosis and Therapy. Springer Verlag, Berlin Heidelberg New York
64. Yarnold PR, Koch AE, Calhoun EA, Campbell PL, Pruden DL, Bennett CL (2000) IL-1beta and TNF-Alpha in prostatic secretions are indicators in the evaluation of men with chronic prostatitis. J Urol 164(1):214–218
65. Zermann DH (2001) Der chronische Beckenbodenschmerz – Pathophysiologie, Diagnostik und Therapie. Aktuel Urol 32:62–68

3 Der chronische Beckenbodenschmerz aus der Sicht der Schmerztherapie

U. Drechsel und G. Plato

Einleitung

Unter chronischem Beckenbodenschmerz (Chronic Pelvic Pain) fasst man eine Gruppe heterogener Störungen des kleinen Beckens und Beckenbodens zusammen: zum einen Schmerzsyndrome, die wegen schwierig lokalisierbarer Beschwerdeangaben des Patienten, bzw. negativer Untersuchungsbefunde der Fachgebiete nicht zuordenbar sind, zum anderen fokale Schmerzsyndrome, die zwar deskriptiv erfasst aber unverstanden geblieben sind, wie Kokzygodynie, Proktodynie, Prostatodynie/abakterielle Prostatitis, Orchialgie oder Vulvodynie. Trotz intensiver Bemühungen der einzelnen Fachgebiete ist ihre Ätiopathogenese unbekannt, die vergeblichen therapeutischen Bemühungen frustrieren Patient und Arzt. Da schwerwiegende Funktions- und Strukturstörungen wie Inkontinenz oder Prolaps oft ohne Schmerz einhergehen, wird der Beckenbodenschmerz häufig als Epiphänomen bzw. psychogen eingeschätzt.

Erweiterte Einsichten hierzu vermittelt das Verständnis des Chronifizierungsprozesses: er hat einen eigenen Krankheitswert, weil er zur Änderung und Ausbreitung zuvor begrenzter Schmerzen führt. Das Akutschmerzmodell von Ursache-Wirkung, bzw. Reiz-Reaktion verliert seine Gültigkeit und wird durch das bio-psycho-soziale Konstrukt zur Schmerzerfassung ersetzt.

Das Ausmaß der Chronifizierung lässt sich neben den bekannten psychischen und Verhaltensauffälligkeiten gerade auch in der Ausbreitung und Übertragung zuvor begrenzter Schmerzen auf andere Körperregionen und Organsysteme verfolgen (z.B. von viszeral nach parietal). Im Stadienkonzept chronischer Schmerzen von Gerbershagen [27] bezieht sich der wichtigste der vier Chronifizierungsaspekte auf die räumliche Ausbreitung. Bezüglich der sonst wenig ergiebigen Therapievorstellungen bei chronischen Beckenbodenschmerzen findet sich damit *ein* Ansatz. Ausgehend von Erfahrungen der interdisziplinären Arbeit in der Klinik wird unter Berücksichtigung des Chronifizierungsprozesses ein erweitertes Dysfunktionskonzept vorgeschlagen: alle Funktionen des Beckenbodens – Miktions- und Stuhlgangverhalten, Kontinenz, Ausscheidung und Sexualität – sind vom Patienten zu erfragen und ggf. zu untersuchen. Wegen der Einbindung dieser Funktionen in die Biomechanik des Beckens ist diese ebenso gründlich zu untersuchen, wie die bekannten Ausbreitungsmuster der muskulo-skelettalen Dysfunktionen.

Ein *weiterer* Ansatz, die unbefriedigenden Therapieergebnisse der einzelnen Fachgebiete für chronische Beckenbodenschmerzen von bisher 30–50% (s. Kapitel 1, Einführung) zu verbessern, ergibt sich aus der generellen Applikation der Regeln für chronische Schmerzsyndrome: der multimodalen Erfassung und Beeinflussung der drei Ebenen des chronischen Schmerzes, der biologisch/biomechanischen, der psychologischen und der sozialen [25, 48, 49, 104, 105, 108].

Nachfolgend werden die aktuellen Grundlagen und schmerzklinischen Umsetzungen mit ihren Schwierigkeiten dargestellt. Und anschließend wird dann eine systematische Erweiterung vorgeschlagen, die sich bei uns seit Jahren in der interdisziplinären Arbeit bewährt hat: der Einsatz der modernen manualmedizinisch/osteopathischen Verfahren.

Zur Neurophysiologie viszeraler Schmerzen

Viszerale Schmerzen, zu denen auch die des Becken- und Beckenbodenbereichs funktionell zählen, haben physiologische Besonderheiten, die zum klinischen Verständnis wichtig sind (zu Einzelheiten der peripheren und zentralnervösen Prozesse, s. [14, 17, 56, 198], zur neuroanatomischen Versorgung, s. Kapitel 6 „neurologische Ursachen").

Schmerzen aus dem Beckenbereich werden vermittelt als „viszeraler Schmerz" über vegetative viszerale Afferenzen von Uterus, Blase, Rektum und Peritoneum viscerale und als „somatischer Schmerz" über Fasern des zentralen Nervensystems aus der Bauchwand, dem Mesenterialansatz und dem Peritoneum parietale; die Versorgung des Beckenbodens erfolgt wesentlich über den Plexus pudendus mit den kurzen motorischen Nervi sacrales zum Levator ani und mit dem gemischten N. pudendus, der auch sympathische und parasympathische Fasern enthält.

Die Charakteristik viszeraler Schmerzen im Unterschied zu somatischen Schmerzen lässt sich aus der Pathophysiologie ihrer Afferenzen erklären [18]:
- durch unterschiedliche Innervation treten Schmerzen nicht in allen Organen auf, wie z.B. den parenchymatösen Organen,
- viszerale Afferenzen sind durch besondere Eigenschaften charakterisiert: sie werden nicht durch Trauma erregt, hingegen durch Entzündung und Dehnung,
- die wenigen „sensorischen" Afferenzen aus dem Viszeralbereich (ca. 2% des Gesamteinstroms im Rückenmark) sind noch dazu jeweils über mehrere spinale Segmente ausgebreitet, worauf die schlechte Lokalisierbarkeit der Schmerzen zurückzuführen ist,
- durch eine intensive Konvergenz von viszeralen und somatischen Afferenzen aus den parietalen Körperbezirken wird die Diskrimination weiter erschwert,
- durch viszeralem im Unterschied zu somatischem Schmerz wird ein intensives Warnsystem über zentrale Mechanismen ausgelöst: durch Aktivierung des vorderen Cingulum entsteht die affektive Qualität von Bedrohung; mit der Representation im ventro-lateralen aquäduktalen Grau stehen motorische Ruhigstellung und autonome Reaktionen in Verbindung.

Bei Jänig und Häbler [56] ist ausführlich nachzulesen, wie die Hyperalgesie nach einem noxischen Ereignis durch periphere und zentrale Sensibilisierung entsteht. Dazu tragen vielfältige Phänomene bei wie die Erregung vorher inaktiver Rezeptoren (silent receptors). Dagegen findet im Viszeralbereich das sogenannte „Wind-up"-Phänomen als zusätzlicher Verstärkungsprozess nicht statt. Als eher unspezifisches Phänomen von Reiz-Reaktions-Verhältnissen ist es auch zur Erklärung von Hyperalgesie und Schmerzausbreitung somatischer Schmerzen kaum geeignet [52]. Nachweise der Hyperalgesie finden sich im Übrigen nur nach einem noxischen Ereignis. Sie ist zur Erklärung der großen Gruppe der „funktionellen Beschwerden ohne somatisches Substrat" nicht geeignet.

Da für funktionelle Beschwerden bisher kein sonstiges neurophysiologisches Korrelat in den afferenten Neuronen gefunden wurde, können sie kaum auf die Funktionen dieser Organsysteme zurückgeführt werden, sondern hängen eher mit neuronaler Regulation bzw. Fehlregulation zusammen [56]. Die Wahrnehmung viszeraler Prozesse steht unter einer starken hemmenden oder erregenden Kontrolle von Hirnstamm, übergeordnetem Cortex und limbischem System. Phänomene gesteigerter zentraler Wahrnehmung spielen als Perzeptionsstörungen bei funktionellen Beschwerden eine wichtige Rolle [69].

So wird beispielsweise bei Patienten mit Colon irritabile der dorsolaterale präfrontale Cortex aktiviert als Zeichen einer Hypervigilanz und Antizipation [89].

Viszerale Schmerzen sind begleitet von vegetativen und neuroendokrinen Reaktionen sowie von somatischen Übertragungen und Reflexen in den entsprechenden metameren Feldern (Headzonen).

Für das äußere Genitale und die Ovarien sind dies die Segmente des thorakolumbalen Überganges; Harnblase, Uterus, Prostata und Kolon/Rektum projizieren ebenso in diesen Bereich, aber zugleich auch in die Sakralsegmente entsprechend der Versorgung, die zusätzlich aus sakralen somatischen und parasympathischen Anteilen erfolgt.

Die *zeitliche* Entwicklung bei viszeralen Schmerzen vermittelt weitere Einsichten; für klinische Beobachtungen ergeben sich folgende neurophysiologische Erklärungen [31]:
- die *erste* Episode (z. B. der Appendizitis) wird tief, dumpf, als schlecht lokalisierbares Areal in der Mittellinie empfunden, begleitet von intensiven autonomen Reaktionen (direkter Eingeweideschmerz, true visceral pain),
- *Folgeepisoden* sind durch einen schärfer umschriebenen, der Organlage entsprechenden lateralisierten Schmerz der somatischen Region ohne weitere autonome Zeichen charakterisiert (referred pain without hyperalgesia),
- *spätere Episoden* haben eine erniedrigte Schmerzschwelle in den somatischen Regionen der zugehörigen metameren Felder, stärker in Muskulatur und Subkutis, geringer in der Haut (referred pain with hyperalgesia).

Zusammenfassend ergibt sich für die folgenden Betrachtungen, dass viszerale Schmerzen sich in vieler Hinsicht von somatischen Schmerzen unterscheiden, insbesondere aber, dass die ohnehin geringe Repräsentanz des Einstroms viszeraler Afferenzen in das Zentralnervensystem stets gekennzeichnet ist durch eine gleichzeitige Konvergenz von Afferenzen aus den somatischen Bereichen wie Muskel, Subkutis und der Haut [31].

Klinische Pathophysiologie der Übertragungsphänomene viszeraler Schmerzen

Die von Head 1898 [51] veröffentlichten Studien der Übertragungsphänomene weisen auf ein neuropathisches Geschehen hin durch den peripheren Befund einer Hyperalgesie der Haut. Weitere Phänomene waren durch klinische Beobachtung festgestellt worden:
- Durchblutungs- und Hautveränderungen [47],
- Ödem als frühes, aber langsam entstehendes Zeichen [55],
- Verdickung der Subkutis, Muskelverspannung und -atrophie [33].

Die peripheren trophischen Effekte wurden von Bonica unter der Bezeichnung Trophödem als wichtiges Substrat der Chronifizierung hervorgehoben [12]. Die quantitative Erfassung dieser Phänomene, besonders auch im lumbalen Muskel, erfolgte erst innerhalb der letzten Jahre. Vecchiet et al. [100] fanden bei Patienten 3 bis 10 Jahre nach spontanem Uretersteinabgang und Schmerzfreiheit zum Untersuchungszeitpunkt mittels Schmerzschwellenmessung bei 90% eine deutliche Hyperalgesie in der zugehörigen metameren Muskulatur. Eine elektrische Stimulation des Muskels wiederholte den Kolikschmerz. Eine Reihe weiterer Studien aus dieser Arbeitsgruppe belegte experimentell und an klinischen Kollektiven diese Phänomene anhaltender Veränderung in der Referenzzone nach einem noxischen Ereignis im Viszeralbereich: bei Patienten mit Uretersteinkoliken wurden vor und nach der extrakorporalen Schockwellentherapie segmentale Schmerzschwellenmessungen in Haut, Subkutis und Muskel vorgenommen. Es zeigten sich bei diesen schmerzfreien Patienten über Monate anhaltende Erniedrigungen der elektrisch gemessenen Schmerzschwelle. Die Signifikanz war im Muskel deutlich höher als in der Subkutis. In der Haut fanden sich normale Verhältnisse [34]. Es kommt offenbar zu einer anhaltenden sekundären Hyperalgesie im Muskel der entsprechenden metameren Felder auch ohne kontinuierliche Nozizeption. Die Ergebnisse ließen sich auch tierexperimentell bestätigen [33].

Neben der besprochenen viszero-parietaler Übertragung bestehen auch viszero-viszerale Beeinflussungen.

Retrospektiv und prospektiv wurden bei Frauen die Zusammenhänge zwischen Dysmenorrhö und Harnsteinleiden untersucht. Frauen mit Dysmenorrhö hatten signifikant mehr Harnsteinkoliken als solche ohne Dysmenorrhö in vergleichbaren Zeiträumen. Zusätzlich fand sich die gemessene lumbale Muskelhyperalgesie im Übertragungsgebiet der Koliken signifikant erhöht bei den Frauen mit Dysmenorrhö, selbst wenn die Anzahl der Koliken in beiden Gruppen gleich war. Ein ähnlicher Zusammenhang fand sich zwischen Harnsteinleiden und einem nur latent algogenen Zustand des inneren weiblichen Genitaltraktes, eines anlässlich einer Laparoskopie zufällig entdeckten Endometrioseherdes. Frauen mit Endometriose und Harnsteinleiden hatten signifikant mehr Koliken und übertragene lumbale Muskelhyperalgesie als Frauen mit Koliken aber ohne Endometriose in einem vergleichbaren Zeitraum [36]. Diese Ergebnisse wurden im Tiermodell inzwischen exakt bestätigt: eine zweite viszerale Noxe, die keine, bzw. andere Beschwerden macht (Endometriose), verstärkt die Schmerzintensität der ersten Noxe (Ureteristeinkolik) in Form intensiverer Koliken und höherer Schmerzintensität im Übertragungsgebiet des lumbalen Muskels [37].

Ähnliche Beobachtungen wurden bei Patienten mit Gallensteinkoliken bezüglich der ausgelösten Hyperalgesie in der Muskulatur der entsprechenden Übertragungszone gemacht.

Diese Hyperalgesie war nach wiederholten Koliken deutlich stärker ausgeprägt als nach einer Einzelkolik. Wie bei den Patienten mit Uretersteinen handelte es sich um eine langanhaltende Hyperalgesie. Voraussetzung für das Auftreten der Hyperalgesie im Übertragungsgebiet war wie bei den Patientinnen mit Dysmenorrhö der vorausgegangene Schmerz, nicht zwingend jedoch war eine vorausgegangene Schädigung. Dies zeigten Paralleluntersuchungen bei beschwerdefreien Patienten mit Gallenblasensteinen als sonographischem Zufallsbefund, bei denen keine Hyperalgesie im Übertragungsgebiet festzustellen war [99].

Wesselmann und Lai [105] haben erstmals tierexperimentell nachgewiesen, dass es im Übertragungsgebiet eines viszeralen Schmerzes auch zu trophischen Veränderungen kommt: experimentelle Uterusentzündung führt zu einer neurogenen Plasmaextravasation in der Haut der entsprechenden metameren Felder von Unterbauch, Leiste, Rücken und Damm.

Die Deutung für diese andauernden Veränderungen von Trophik und Muskelspannung besteht in bisher weitgehend hypothetischen „viszero-somatischen Reflexen" [31, 56]. Eine Beteiligung sympathischer Efferenzen ließ sich in früheren Untersuchungen durch Sympathikusblockaden belegen, die teilweise zum Verschwinden von übertragenem Schmerzen und Hyperalgesie führten [77]. Bei der Hyperalgesie im Muskel sind jedoch somatische Efferenzen verantwortlich für die andauernde Muskelverspannung, die ihrerseits muskuläre Nozizeptoren sensibilisiert und dadurch eine neue Schmerzursache herbeiführt [31].

Wichtige humanexperimentelle Studien zum übertragenen Muskelschmerz stammen aus der Arbeitsgruppe Arendt-Nielsen [39]. Zur weiteren Klärung der lokalen Veränderungen in der somatischen Übertragungszone eines viszeralen Schmerzes wurden ausgedehnte Studien mit Lokalanästhesie durchgeführt. Die teils widersprüchlichen Ergebnisse haben Arendt-Nielsen und Svensson [6] gemäß Studien von Lauersen [60] dahingehend zusammengefasst, dass zur Aufrechterhaltung des übertragenen Schmerzes ein intaktes peripheres Nervensystem mit andauerndem spontanen Afferenzstrom von dort erforderlich sei.

Zusammenfassend kommt es durch viszeralen Schmerz zu Veränderungen in entsprechenden metameren Feldern:
- viszeroviszeral in anderen Organen,
- viszeroparietal bevorzugt in der Muskulatur, weniger in der Subkutis und Haut,
- Verstärkung durch wiederholte schmerzhafte Episoden,
- erforderlicher Auslöser: ein viszeraler Schmerz, nicht allein eine viszerale Pathologie (wie klinisch stumme Gallensteine),
- lang anhaltend nachweisbar, auch ohne Andauern des primären viszeralen Auslösers,
- die aktive Reaktion des Muskels in Form erhöhter Spannung führt offenbar über Nozizeptorenerregung zu einer weiteren Schmerzursache.

Folgerung für die Klinik

Auch wenn experimentell gewonnene Erkenntnisse nicht vorschnell auf die klinische Situation übertragen werden dürfen, lässt sich zumindest eine Arbeitshypothese ableiten, die bisher in Diagnostik und Therapie nicht konsequent genug verfolgt wurde. Jede viszerale Nozizeption kann viszero-parietale und viszero-viszerale Hyperalgesie mit trophischen Veränderungen und Spannungsänderungen der Muskulatur entsprechender metamerer Felder auslösen. Letztere können den ursprünglichen Reiz überdauern und durch die Fähigkeit des Muskels zu aktiver Reaktion mit weiterer Nozizeption ebenfalls zur Verlängerung, womöglich Verselbstständigung eines chronischen Schmerzsyndromes führen. Man könnte diesen Vorgang als „Parietalisierung" einer viszeralen Schädigung verstehen, als Merkmal der Chronifizierung. Bei jedem chronischen Becken- und Beckenbodenschmerz ist deshalb zwingend ein vollständiges interdisziplinäres Vorgehen erforderlich unter Einbeziehung des muskulo-skelettalen Systems [32].

Schmerzklinik des Beckenbodens

Wie in Kapitel 1 des Buches dargestellt, wird chronischer Beckenbodenschmerz (Chronic Pelvic Pain) als ein multifaktorielles Schmerzsyndrom aufgefasst, bei dem nicht tumorbedingte Schmerzen im Unterleib und Beckenbodenbereich von mehr als 6 Monaten vorliegen. Diese relativ weite Definition beinhaltet auch, dass viele chronische Schmerzsyndrome mit einem nozizeptiven Prozess beginnen, der jedoch nicht unbedingt erkannt wird oder zum Zeitpunkt des chronischen Schmerzsyndroms bereits abgeklungen ist [104]. Bei mindestens 30% der Patientinnen mit chronischen Unterleibsschmerzen lässt sich bei der eingehenden Untersuchung kein pathologischer Befund nachweisen [80].

Die Schmerzdiagnostik bei chronischem Beckenbodenschmerz erfordert stets ein Überschreiten der Fachgebietsgrenzen, da die oft diffusen Beschwerdeangaben des Patienten eine exakte Lokalisation nicht zulassen, bzw. rein deskriptive Diagnosen vorliegen, bei denen die Fachgebietsdiagnostik keinen pathologischen Befund als Schmerzursache finden kann. Hierzu zählen Vulvodynie und Vulvovestibulitissyndrom, Penisschmerz, Orchialgie und Prostatodynie/abakterielle Prostatitis, perinealer und rektaler Schmerz und die Kokzygodynie. Wesselmann et al. [106] haben dazu in einem umfangreichen Übersichtsartikel die unbefriedigenden diagnostischen und therapeutischen Gesichtspunkte referiert, nach denen in den jeweiligen Fachgebieten vorgegangen wird. Sie reichen beispielsweise beim Vulvovestibulitissyndrom (Tamponschmerz) von radikaler chirurgischer Entfernung der schmerzhaften Hautanteile bis zur Behandlung der Beckenbodenmuskulatur mit EMG-Biofeedback oder dem Auftragen von Lidocainsalbe, wobei jeweils ähnlich günstige Behandlungserfolge angegeben wurden.

Selbstverständlich erfolgt das organbezogene Vorgehen im Fachgebiet stets zuerst als Funktionsprüfung, bei der organische Ursachen ausgeschlossen werden (maligne, entzündliche, hormonelle, metabolische, degenerative) und zur Patientenberuhigung.

Eine monodisziplinäre Therapie sollte bei unklarem Krankheitsbild bewusst als Probebehandlung zeitlich limitiert werden.

Schmerzen im Beckenbodenbereich führen zu Verunsicherung und Ängsten, weit mehr als Schmerzen in anderen Körperbereichen [59]. Bei Therapieresistenz, besonders von Beschwerden im Sexualbereich, entsteht sehr rasch ein Circulus vitiosus mit Verhaltensstörungen, häufigem Arztwechsel und auch Rückzugstendenzen als frühes Chronifizierungszeichen. Zu dieser Entwicklung trägt bei, dass zahlreiche Ärzte sich im Umgang mit solchen Störungen unsicher fühlen, bzw. sie für rein psychogen halten [104, 106]. Die erhöhte Inanspruchnahme des Gesundheitssystems zeigt sich in einer Fallkontrollstudie von Reiter [83]: Patientinnen mit chronischem Beckenbodenschmerz waren 5fach häufiger operiert worden und hatten 4fach häufiger wegen anderer somatischer Probleme medizinische Hilfe gesucht im Vergleich zu Patientinnen ohne Schmerz.

Der funktionelle Zusammenhang des Beckenbodens und seine Auswirkung auf folgende Faktoren ist zu beachten:

- Komorbdität,
- muskulo-skelettale Faktoren,
- neuropathische Faktoren,
- psychologische Faktoren.

∎ Komorbidität

Ihr wird in den letzten Jahren vermehrte Aufmerksamkeit gewidmet.

Untersuchungen zur Häufigkeit von Komorbiditäten sind wichtig, um Zusammenhänge abschätzen zu können. In einer Bevölkerungsstudie haben Zondervan et al. [111] zunächst eine hohe 3-Monats-Prävalenz von 24% an chronischem Beckenbodenschmerz bei Frauen zwischen 18 und 49 Jahren festgestellt, bei einem Drittel länger als 5 Jahre bestehend. Ein Drittel befand sich wegen starker Beeinträchtigungen in Behandlung. Auffällig waren die Schmerzstärke, die physischen und mentalen Gesundheitswahrnehmungen, die Schlafqualität und schmerzbedingte Arbeitsausfälle. Patientinnen, die nicht in Behandlung waren, unterschieden sich nicht von solchen mit Dysmenorrhö bezüglich der erwähnten Beeinträchtigungen. Auffällig war jedoch, dass bei den Frauen mit chronischem Beckenbodenschmerz – unabhängig vom Patientenstatus – die Angabe symptombezogener Ängste stark erhöht war. Die höchsten Komorbiditäten ergaben sich mit Colon-irritabile-Syndrom, Stress, Dysmenorrhö und Dyspareunie. Trotz der hohen Prävalenz des chronischen Beckenbodenschmerzes hatten 50% der Patientinnen keine Diagnose bekommen. Eine soziodemographische Studie bei 40–42 Jahre alten Frauen in Norwegen ergab den stärksten Zusammenhang zwischen muskulo-skelettalen und gynäkologischen Beschwerden [71]. In einer systematischen Literaturrecherche seit 1966 wurde nach Komorbidität von Colon-irritabile-Syndrom gesucht und eine statistische Analyse der Zusammenhänge vorgenommen [107]: neben dem erwarteten Zusammenhang mit anderen funktionellen gastrointestinalen Störungen fiel eine hohe Komorbidität von 64% mit temporomandibulärer Dysfunktion auf, von jeweils 50% mit chronischem Beckenbodenschmerz, Fibromyalgie und Chronic-fatigue-Syndrom. Die Komorbidität mit psychiatrischen Erkrankungen betrug bis zu 94%, besonders Depression, Angst- und somatoforme Störungen. Die Analyse zeigte jedoch, dass es sich jeweils um unterschiedliche Entitäten handelt und nicht etwa um Manifestationen einer allgemeinen Somatisierungsstörung. Die hohe Komorbidität weist auf eine variable Manifestation physiologischer und psychologischer Wechselwirkungen hin.

Reiter [82] findet in der Literatur für chronischen Beckenbodenschmerz in der Gynäkologie ebenfalls eine hohe Komorbidität:
- Colon irritabile 50–80%
- muskulo-skelettale Störungen 30–70%
- urologische Diagnosen 5–10%
- fortgeschrittene Endometriose und ausgeprägte Verwachsungen <5%
- Mehrfachdiagnosen 30–50%
- ohne medizinische Diagnosen <5%

Zusammenfassend ergibt sich aus diesen weitgehend übereinstimmenden Zahlen, dass chronischer Beckenbodenschmerz, selbst wenn ein lokalisiertes Auftreten vorliegt, immer einen umfassenden Zugang erfordert, wenngleich die sorgfältige Evaluation im jeweiligen Fachgebiet die Basis darstellt. Interdisziplinarität ersetzt nicht disziplinäre Kompetenz.

∎ Muskulo-skelettale Faktoren

Empfindliche Narben und Muskelareale in Bauch- und Beckenbereich sind lange bekannt: z.B. umschriebene Schmerzen am äußeren Rand des M. rectus abdominis, die sich bei Anspannung des Muskels auf lokalen Druck intensiv verstärken; sie sind als Einklemmungsneuropathien der segmentalen Interkostalnerven beim Durchtritt durch die Rektusscheide bezeichnet worden [3]. Travell und Simons [97] haben dieselben Schmerzen als Triggerpunkte gedeutet und innerhalb der Triggerpunkte eingeordnet, die sie systematisch in zahlreichen Einzelmuskeln des Körpers beschrieben. Als Triggerpunkt bezeichnet man allgemein einen kleinen, umschriebenen Punkt in Geweben des Bewegungssystems wie Muskeln, Bänder, Gelenkkapseln und Periost, der lokal schmerzhaft ist und einen ausstrahlenden, entfernt empfundenen Schmerz auslöst [46, 93]. Unter myofaszialem Schmerzsyndrom versteht man dieses empirisch gefundene System von Triggerpunkten mit einem jeweils zugehörigen Ausstrahlungsmuster des Schmerzes.

Myofasziale Schmerzen sind außerordentlich häufig und seit Ende des 19. Jahrhunderts unter verschiedenen Namen beschrieben, inzwischen auch neurophysiologisch untersucht worden (Zusammenfassung bei Mense [67, 68]). Myofasziale Triggerpunkte liegen an umschriebenen Stellen im Muskelbauch. Die Zonen des Übertragungsschmerzes sind inzwischen gut charakterisiert [39]. Sie liegen nicht in den metameren Feldern wie diejenigen der o.a. viszeralen Auslöser [68].

Myofaszialer Schmerz mit Triggerpunkt und Triggerzone stellt jedoch meist nur eine Komponente der Störung des Bewegungssystemes dar. Er wird unter anderem bedingt durch muskuläre Dysbalancen, Fehlhaltungen, artikuläre und ligamentäre Störungen und ergibt zweifellos keine definitive Diagnose [20].

Auch wenn die Übergänge zur Fibromyalgie fließend sind, beides gelegentlich gemeinsam auftritt, so ist doch die klinische Unterscheidung zwischen dem Triggerpunkt und dem Tender-point der Fibromyalgie wegen der unmittelbaren Behandlungskonsequenz wichtig:

Tender-points liegen nicht im Muskelbauch, sondern am Muskel-Sehnen-Übergang, nach der Klassifikation systemisiert an 18 Stellen; sie sind zwar lokal druckschmerzhaft, haben aber keine Übertragungszone; sie sind nicht durch Bewegung provozierbar und dementsprechend nicht gezielt krankengymnastisch behandelbar, ebensowenig durch Nadelung zu beseitigen.

Triggerpunkte als Begleitsymptomatik oder einziger Tastbefund ansonsten nicht lokalisierbarer Becken- und Beckenbodenschmerzen werden regelmäßig seit den 80er Jahren beschrieben [90]. Reiter [84] findet bei 120 Patientinnen mit chronischem Beckenbodenschmerz und unauffälligem Laparoskopiebefund eine myofasziale Ursache in 30%, andere somatische Ursachen in weiteren 17%. Die Nachuntersuchung 18 Monate nach Therapie dieser „somatischen" Gruppe zeigt eine deutliche Besserung im Unterschied zur Gruppe mit den unklaren Beckenbodenschmerzen. Baker [8] hat in Anlehnung an Travell und Simons [97] die für Beckenbodenschmerzpatientinnen in Frage kommenden wichtigen Muskeltriggerpunkte für Untersuchung und Behandlung zusammengestellt. Auch bei Kindern und jungen Mädchen mit unklaren Beckenbodenschmerzen von 18 Monaten Dauer konnten bei 78% myofasziale Triggerpunkte und Verspannungen festgestellt werden. Die Erfolge von laparoskopischen Eingriffen und medikamentöser Schmerztherapie waren gering, die Erfolge von physikalischer Therapie und Triggerpunktinjektionen waren hingegen sehr gut [87].

Bei einer abdominellen Beschwerdekomponente, z.B. bei Patienten mit Colon irritabile ist eine sorgfältige Untersuchung der Bauchwand auf Triggerpunkte sinnvoll. Infiltration mit Lokalanästhetikum und Kortison ergab eine längerdauernde Besserung [94]. Auch aus dem urologischen Bereich liegen zahlreiche unkontrollierte Studien vor. Günthert [44] bezeichnet Prostatodynie und „Prostatitis" als Beckenbodenmyalgie, die er zu den „Spannungskrankheiten" mit Somatisierungsstörungen als Ursache rechnet. Beschwerden von Patienten mit interstitieller Cystitis und Drangproblematik konnten EMG-kontrolliert mit manuellen Methoden zur Entspannung des Beckenbodens gebessert werden [102].

Auch die Biofeedbackreduktion des Beckenbodens hat ähnlich wie auf die Blasenfunktion gute Wirkungen auf Beckenbodenschmerzen, die mit erhöhter Muskelspannung verbunden sind [70] (s. auch Kapitel 2).

Die Therapieempfehlungen, die sich aus der umfangreichen Literatur für den muskulo-skelettalen Bereich ergeben sind begrenzt: im Vordergrund steht die Behandlung der Triggerpunkte, die sich aus den unmittelbar schmerzhaft tastbaren Muskeln ergeben. Empfohlen werden die von Travell und Simons [97] angegebenen Behandlungstechniken: Kältespray und Dehnung, bzw. Infiltration mit einem Lokalanästhetikum. Zusätzlich wird Krankengymnastik und Massage für die Beckenbodenmuskulatur und andere schmerzhafte Muskelbereiche empfohlen, ergänzt durch transkutane, elektrische Nervenstimulation und Akupunktur [8, 90, 104]. Zu einer Schmerzlinderung über eine Entspannung scheint auch die Injektion von Botulinum-Toxin Typ A zu führen. Zermann et al. injizierten es perisphinkterisch bei

Patienten mit Prostataschmerz und urethraler Hyperalgesie bzw. einer Hyperaktivität des Urethralmuskels. Die Schwächung des urethralen Sphinkters führte zur Besserung der schmerzhaften Symptome [110].

Trotz der großen Zahl einheitlich zustimmender Arbeiten über die positiven Auswirkungen einer Beeinflussung biomechanischer Strukturen des Beckens, insbesondere der Muskulatur, liegen umfassende, randomisierte, kontrollierte Studien nicht vor. Lediglich über die Auswirkungen spinaler Manipulationen auf Dysmenorrhö gibt es in der „Cochrane Library" eine Auswertung, die sich auf 5 randomisierte, kontrollierte Untersuchungen bezieht, allerdings mit negativem Ergebnis: die Technik war nicht effektiver als Scheinmanipulation, teilweise auch wegen zu geringer Größe der Gruppen [78].

Nun ist nachzuvollziehen, dass durch einen isolierten chirotherapeutischen Eingriff an der Wirbelsäule komplexe Schmerzprobleme im Beckenbereich kaum gebessert werden können. Deshalb wurde eine sorgfältig geplante Pilotstudie durchgeführt, die unter Einschluss anderer manualmedizinischer Methoden zu Ergebnissen beim Beckenbodenschmerz kommen sollte [50]: die Studie war negativ, unter anderem weil enorme Ressourcen erforderlich gewesen wären, um verschiedene manuelle Methoden zu standardisieren und eine Plazebokontrolle mit der notwendigen Gruppengröße durchzuführen.

■ Neuropathische Faktoren

Sie sind bei viszeralen, bzw. Beckenbodenschmerz von besonderer Bedeutung, da er durch die spezielle viszerale Hyperalgesie gekennzeichnet ist. Durch aszendierende und deszendierende Systeme ist er einer intensiven Modulation unterworfen. Ausgehend von eigenen tierexperimentellen Arbeiten hat Wesselmann ein Konzept der neurogenen Entzündung als Ursache bestimmter Formen von Beckenbodenschmerzen vorgestellt, welches klinisch noch nicht konkretisiert [103] ist.

Im Kapitel über neurologische Erkrankungen war die Möglichkeit einer Einklemmungsneuropathie des N. pudendus im Alcock'schen Kanal als Ursache von Beckenbodenschmerzen eher negativ beurteilt worden. Bei Messungen der Pudendus-Latenzzeit hatten sich keine Auffälligkeiten ergeben. Außerdem seien Einklemmungsneuropathien nicht nur durch Schmerzen im Versorgungsgebiet, sondern auch durch die Beeinträchtigung anderer Nervenqualitäten zu charakterisieren. In jüngster Zeit wird die Einklemmungsneuropathie erneut diskutiert [2]. Als Ursache werden anatomische Besonderheiten an der Spina ischiadica angeführt, als diagnostische Kriterien Beschwerden beim Sitzen mit Besserung beim Gehen und die Auslösung eines Druckschmerzes bei der transanalen digitalen Untersuchung der Region. Diese diagnostischen Kriterien sind allerdings als sehr unspezifisch zu beurteilen, da sie ebenso bei myofaszialen Dysfunktionen des M. obturator internus auslösbar sind.

Zur Behandlung werden wiederholte Injektionen des N. pudendus mit Lokalanästhetikum und Kortisonzusatz vorgeschlagen, ggf. eine operative Freilegung und Neurolyse des Nerven. Es liegen nur Veröffentlichungen weniger Autoren vor, keine kontrollierten Studien. Dies gilt auch für die folgenden Verfahren: neurolytische Blockaden der zugehörigen abdominellen sympathischen Plexus, die früher bei Tumorschmerzen weiter verbreitet waren, werden jetzt – teilweise CT-gesteuert – auch für Nichttumorschmerzen des kleinen Beckens vorgeschlagen [104]. Nervenblockaden als Monotherapie wurden anfangs in der Schmerztherapie vielfach angewendet. Wegen negativer Studienergebnisse werden Indikationen jetzt nur noch im Rahmen eines multidisziplinären Gesamtkonzepts gesehen. Neuroablative Verfahren gelten als Ultima Ratio unter Beachtung der hohen Nebenwirkungsrate.

■ Psychologische Faktoren

Hier soll lediglich eine schmerzklinische Stellungnahme erfolgen, da wegen des hohen Stellenwertes eine flexible und nahtlose Integration der psychologischen Behandlung in die somatisch-medizinische und physiotherapeutische Teilbehandlung erfolgen muss. In Kapitel 4 wird darauf ausführlicher eingegangen.

In einer Übersicht gibt Reiter [82] an, dass psychologische Diagnosen bei Beckenbodenschmerzpatientinnen in bis zu 60% gestellt werden müssen, vorzugsweise Depressionen in 25–50%, somatoforme und Angststörungen in jeweils 10–20%. Psychologische Mehrfachdiagnosen seien in 20–30% zu stellen, andere psychologische Diagnosen in jeweils weniger als 5%. Erstaunlicherweise sind nach seinen Angaben bei 30–50% der Patientinnen keine psychologischen Diagnosen zu stellen.

Die Diskussion über die Rolle von physischem und sexuellem Missbrauch besonders bei Frauen mit Beckenbodenschmerz nimmt breiten Raum ein. Wesselmann [104] gibt zu bedenken, dass einige dieser Studien kritisch zu beurteilen sind, da entsprechende Kontrollgruppen oft nicht vorlagen, die untersuchten Gruppen zudem klein waren und aus tertiären Behandlungszentren mit selektioniertem Patientengut stammten. Aussagekräftig sind deshalb nur bevölkerungsstatistische und prospektive Studien, um feststellen zu können, ob bereits vor der Entwicklung der Unterleibsschmerzen eine depressive Stimmungslage oder ein beeinträchtigtes Sexualleben bestanden. Untersuchungen an Kollektiven von Patienten mit chronischen Schmerzen allgemein hatten erwiesen, dass – entgegen früheren Annahmen – depressive Entwicklungen und psychosoziale Auffälligkeiten meist erst nach der Entwicklung chronischer Schmerzen im Zuge der Chronifizierung entstanden, wobei Risikofaktoren frühzeitig prospektive Aussagen ermöglichen [24, 108]. Aus früheren Bevölkerungsstudien war bekannt, dass bei Frauen häufiger als bei Männern Missbrauch in der Vergangenheit ein signifikanter Risikofaktor war. Das Risiko der Entwicklung von muskulo-skelettalen Schmerzen, nicht speziell von Beckenbodenschmerzen, war dabei für Frauen nach physischem Missbrauch 5fach erhöht, nach sexuellem Missbrauch 4fach [62].

Erstmals wurde jetzt eine prospektive Bevölkerungsstudie vorgelegt, die die Entwicklung bei Frauengruppen mit Schmerzen bzw. ohne Schmerzen verfolgte [63]. In der Gruppe, die ursprünglich keine Schmerzen hatte, zeigte sich bei Frauen nach vorangegangenem physischen oder sexuellen Missbrauch eine 4fach höhere Wahrscheinlichkeit, Episoden mit Schmerzen zu entwickeln. Auffälligerweise hatte aber bei den Frauen, die zu Studienbeginn bereits über Beschwerden klagten, ein vorangegangener Missbrauch keine signifikanten Auswirkungen auf eine Zunahme von Schmerz oder Behinderung in der Zwischenzeit. Über eine spezielle Prävalenz für Beckenbodenschmerzen nach Missbrauch liegen keine Bevölkerungsstudien vor.

In einem Übersichtsartikel über psychologische Aspekte bei chronischem Beckenbodenschmerz hat Savidge festgestellt, dass nach Missbrauchserfahrungen zwar chronische Schmerzsyndrome vermehrt vorkommen, aber kein spezieller Zusammenhang mit Beckenbodenschmerzen besteht [85].

Im eigenen Patientengut lagen die Angaben von Missbrauch bei Frauen mit chronischen Schmerzen allgemein bei ca. 20%, in gleicher Höhe wie bei den Patientinnen mit Beckenbodenschmerzen. Für die praktische Durchführung der in psychologischer Einzeltherapie behandelten Patientinnen mit Beckenbodenschmerz ergab sich zudem, dass für die tiefenpsychologische Arbeit oft Angststörungen und Autonomiekonflikte wichtiger waren als die Bearbeitung der Missbrauchserfahrung mit ihren Zusammenhängen.

■ Multidisziplinäre Ansätze

In allen Arbeiten, die den Begriff des chronischen Beckenbodenschmerzsyndroms (Chronic Pelvic Pain Syndrome) verwenden, wird seit mehr als 10 Jahren eine multidisziplinäre Vorgehensweise empfohlen. Da bisher keine umfassenden kontrollierten Studien vorliegen, ist anzunehmen, dass dieser Arbeit mehr als nur institutionelle Barrieren entgegenstehen. Als Referenz muss meist die erste diesbezügliche Veröffentlichung angeführt werden [58], die sich auf 16 Patienten mit unklaren Beckenbodenschmerzen bezieht, welche Triggerpunktinjektionen, Akkupunktur, Psychotherapie und Medikamente je nach Ansprechen erhielten und über eine Besserung von mindestens 40% berichteten. Es liegen einige weitere retrospektive Studien mit ähnlicher Therapie vor, keine prospektiven kontrollierten Studien. Nur sehr wenige Institutionen beschäftigen sich überhaupt als multidisziplinäre Einheit mit diesen Problemen. Meist werden die Patienten vom jeweiligen Fachgebiet betreut, auch in Zusammenarbeit mit Psychologen. Der große Stellenwert der psychosomatischen Mitbehandlung wird zu Recht betont, ebenso die hohe Komorbidität mit muskulo-skelettalen Störungen [9].

In interdisziplinären Schmerzambulanzen und Schmerzkliniken andererseits sind Patienten mit viszeralen und Beckenbodenschmerzen trotz ihrer hohen Prävalenz kaum vertreten. Die Gründe mögen darin liegen, dass diese Institutionen traditionell auf Schmerzen des Bewegungssystems, Tumorschmerzen, neuropathische und Kopfschmerzen eingestellt sind. Internisten, Gynäkologen und Urologen sind bisher kaum in solche Einrichtungen eingebunden. Entsprechend wenige Vertreter dieser Gebiete sind Mitglieder in den nationalen und internationalen Schmerzgesellschaften.

Die Schwierigkeiten, bei diesem komplexen Beschwerdebild jemals einen evidenzbasierten Standard zu erreichen gehen aus den Berichten der „Cochrane Library" hervor, wo zwischen 2000 und 2002 keine Änderung eingetreten ist [95]. Die Randomisierungskriterien erfordern eine klare Abgrenzung, d. h. erfasst wird chronischer Beckenbodenschmerz, aber unter Ausschluss von Endometriose, Dysmenorrhö, Entzündung oder Colon irritabile: das beeinhaltet aber die üblichen Komorbiditäten des chronischen Beckenbodenschmerzes. Ergebnisse sind dann – wie zu erwarten – nur von einer medikamentösen Intervention zu erhalten (Progestogen, s. Kapitel 7). Im Übrigen war nach sorgfältiger Untersuchung mit Ultraschall und Beruhigung der Patientinnen eine gewisse Besserung von Schmerz und Stimmung festzustellen. Ohne Ergebnis waren die Durchführung einer Adhäsiolyse und die Gabe von Sertralin. Randomisierte und kontrollierte Studien wurden nachdrücklich empfohlen. Sie sind jedoch nach Lage der Dinge schwer durchführbar, da chronischer Beckenbodenschmerz eine Restkategorie darstellt, die wesentlich durch Ausschluss definierter Krankheitsbilder zustande kommt. Das Problem ist wie bei myofaszialem Schmerzsyndrom und der Fibromyalgie die Tautologie: die Diagnosekriterien stellen zugleich die Beschreibung der Krankheit ohne Objektivierbarkeit dar [11]. Kontrollierte Studien eines niedrigeren Evidenzgrades könnten lediglich als Outcomestudien durchgeführt werden.

Multimodale Konzepte

■ Erweitertes Dysfunktionskonzept

Eine umfassende Sichtweise hat zwei Komplexe gesondert zu berücksichtigen, die selbstverständlich bei Patienten kombiniert auftreten.

Der chronische Beckenbodenschmerz ist ein chronisches *viszerales* Schmerzsyndrom, worauf Wesselmann eindringlich hingewiesen hat [103-106]. Er ist aber auch ein *chronisches* Schmerzsyndrom mit allen Merkmalen.

■ Die Besonderheiten des *viszeralen* Schmerzes im Unterschied zum besser erforschten und besser bekannten somatischen Schmerz liegen in den verschiedenen Komponenten:
Der *viszeralen* Komponente mit der schlechten Lokalisierbarkeit, aber erhöhten Aufmerksamkeitskomponente und den zahlreichen im neurophysiologischen Abschnitt dargestellten Besonderheiten. Weiterhin der regelhaft auftretenden Komponente einer *muskulären Übertragung*. Sie ist langanhaltend, kann sich verselbstständigen und durch die peripheren Reaktionen im Muskel selbst zu einer erneuten Nozizeption in den entsprechenden metameren Feldern führen. Als Ergebnis besteht eine Parietalisierung des Schmerzes, auch nachdem die viszeralen Ursachen abgeklungen oder latent geworden sind.
Oft besteht auch eine *neuropathische* Komponente in Form der speziellen viszeralen Hyperalgesie, gegebenenfalls auch eine *vaskuläre* Komponente (s. Kapitel 7).
Neben der viszero-parietalen Übertragung erfolgt durch viszero-viszerale Übertragung eine gegenseitige Beeinflussung der unterschiedlichen Organsysteme des Beckens. Deshalb liegt grundsätzlich eine heterogene medizinische Problematik vor, bei der es oft nicht möglich ist, Ursache- und Folgeschäden zu differenzieren. Die hohen Komorbiditäten belegen die Situation. Abzuleiten ist daraus lediglich die Bedingung, dass nach allen Komponenten geforscht und alle behandelt werden müssen. Die psychologische Mitbehandlung ist bei nahezu allen Patienten zwingend, auch wegen der neurophysiologischen Alarmkomponente.

■ Gleichzeitig liegt aber auch immer ein *chronischer* viszeraler Schmerz vor, d.h. es treten die durch den Chronifizierungsprozess ausgelösten Faktoren hinzu. Sie sind von der Schmerzforschung innerhalb der letzten 30 Jahre entwickelt worden und können bei allen chronischen Schmerzen auftreten. Sie bilden unabhängig vom Grundleiden eine eigene Krankheitsentität (s. S. 39).

Der Gesichtspunkt der Ausbreitung von Schmerzen hat in letzter Zeit große Aufmerksamkeit gefunden (Chronic Widespread Pain), zweifellos sind damit zentralnervöse aber auch periphere Veränderungen verbunden. Raspe (2002) bezeichnet diese Ausbreitung als „Amplifikation", die mit bestimmten Kriterien erfasst wird und den Chronifizierungsprozess wiedergibt. Dass der Ausbreitung von Schmerz die Ausbreitung von Funktionsstörungen entspricht und damit weiträumig neue „Pathologie" entsteht, wird auch im Zusammenhang mit dem so genannten „Repetetive Strain Injury" (RSI) intensiv erforscht [5, 39]. Eine wichtige Feststellung bei diesen RSI-Untersuchungen war, dass die Ausbreitung oft schmerzfrei/asymptomatisch verlief, jedoch als erhöhte Muskelspannung messbar war; außerdem waren Koordinationsstörungen, eine raschere Ermüdbarkeit und gehäufte Arbeitsfehler beim Dauergebrauch feststellbar.

Aus der funktionellen Anatomie sind die an Bewegungen beteiligten jeweils zusammengehörigen Synergisten und Antagonisten bekannt, auch ihre Mitbeteiligungsmuster über den ganzen Körper, die man als Verkettungen bezeichnet [61].

Das Fasziensystem verbindet alle Bewegungselemente des Körpers zu einer funktionellen Einheit [29, 72]. Danach bestehen theoretisch mindestens drei Ausbreitungsmuster
■ ein biomechanisches, durch die Untersuchungen von RSI und der funktionellen Anatomie belegt,
■ ein neuropathisches, durch spinale Konvergenz bedingt und
■ ein muskulär-neuropathisches des Triggerpunktes mit eigener Charakteristik, die nicht dem metameren Schema folgt [68, 97] (s. S. 32).

Die These geht dahin, diese myofaszialen Verkettungen als ein somatisches Substrat der Chronifizierung zu bezeichnen.

■ Problematik der Erfassung

Um die exakte Erfassung dieser klinischen Phänomene steht es jedoch schlecht. Bogduk [10] hat Kriterien präzisiert, die für alle Behandlungsverfahren des muskulo-skelettalen Systems vorgelegt werden müssten, die aber bisher weitgehend ausstehen:
■ *Inter-* und *Intrauntersucherreliabilität:* während mehrere Arbeiten mit diesbezüglich negativen Ergebnissen vorliegen, zeigen neuere Studien, dass nach ausreichendem Training der Untersucher sich befriedigende κ-Werte erreichen lassen [30, 86].
■ *Validität:* eine „Beweissicherung" ist hier in der Regel nicht möglich, da keine objektivierbare Pathologie vorliegt und eine Vergleichsdiagnostik durch ein anderes Verfahren nicht vorhanden ist. Funktionsstörungen sind wissenschaftlich betrachtet „unspezifisch".
■ *Effektivität:* hierzu liegen eine Reihe von Studien vor [1, 13, 79].

Die Schwierigkeit wird durch die sich hier ergebenden Anforderungen sogar noch erhöht, da es ja darum geht, teils schmerzhafte, teils asymptomatische myofasziale Verkettungen aufzufinden, die sich wesentlich in Spannungszuständen manifestieren. Die üblichen orthopädischen Techniken, auch eine rein auf die Gelenkmechanik bezogene Chirotherapie, genügen hierzu nicht. Begrenzte Therapiemethoden wie die Behandlung einzelner Triggerpunkte oder Nervenblockaden werden den komplexen viszeralen und biomechanischen Problemen der Patienten jedoch ebensowenig gerecht.

Die manuelle Medizin/Chirotherapie hat sich innerhalb der letzten 15 Jahre von einem rein gelenkbezogen regionalen Verständnis von Dysfunktionen des Bewegungssystems entfernt durch die schrittweise Übernahme osteopathischer Verfahren. Seit einigen Jahren besteht auch eine deutsche wissenschaftliche Gesellschaft für osteopathische Medizin, nachdem die Osteopathie in den USA seit 1973 der übrigen akademischen Medizin formal gleichgestellt wurde. Gegenstand der osteopathischen Medizin ist ebenso wie der manuellen Medizin eine manuelle Befunderhebung und Behandlung reversibler Funktionsstörungen, wobei die osteopathische Medizin neben dem Bewegungssystem auch die Viszera und das Nervensystem einbezieht. Es geht um die Wechselbeziehungen der Systeme, die sich aus Lage und Beweglichkeit ergeben, nicht um die Beurteilung der viszeralen und nervalen Funktionen im engeren Sinn. Vielmehr werden mit subtilen Palpationstechniken Spannungszustände, Gewebebeschaffenheit und Empfindlichkeit wahrgenommen [40, 41]. Die oben aufgeführten klinischen Beobachtungen der so genannten Schulmedizin über Schmerzausbreitung gehören längst zum Gedankengut und der täglichen Praxis in der osteopathischen Medizin. Wie sich weiträumige Verkettungen aus Muskeln und Hüllfaszien, die größere Körperabschnitte umfassen, bilden [29], so sind parietale und viszerale Strukturen über die Aufhängungen und Mesenterien verbunden, die ihrerseits zahlreiche kontraktile Elemente enthalten; zu nervalen Strukturen bestehen über Gleitlager oder Duraaufhängungen Bezüge, die unter dem Aspekt ihrer Beweglichkeit untersucht werden können. Störungen des Organismus wirken sich nach diesem Verständnis stets in unterschiedlicher Intensität in den drei zu untersuchenden Systemen aus: parietal-viszeral-nerval unter Einbeziehung des Gefäßsystems. Das muskulo-skelettale System als integraler Bestandteil und nicht nur „Kleiderständer" des Organismus ist jedoch der Untersuchung und Behandlung besonders zugänglich.

Da es aber keine Wissenschaft von der Palpation gibt, sind Belege für diese Vorstellungen schwer zu erbringen, da das Studiendesign sehr aufwendig ist [50]. Im Schrifttum der osteopathischen Medizin liegen daher vorwiegend Modellvorstellungen und zahlreiche biomechanische Analysen vor, aber weniger evidenzbasierte Forschungsergebnisse. Im deutschspachigen Bereich liegt ein Therapievergleich bei Patienten mit chronischer temporomandibulärer Dysfunktion vor: eine prospektive, randomisierte, kontrollierte Studie von 36 Patienten des Chronifizierungsstadiums II-III nach Gershagen, bei denen eingehende gnathologische und osteopathische Behandlungen mit Nachuntersuchungen nach 3, 6 und 9 Monaten vorgenommen wurden. Es fand eine Unterteilung in fünf Gruppen statt, zusätzlich bestand eine Kontrollgruppe: zwei Gruppen wurden jeweils in einer Methode behandelt, bei zwei Gruppen fanden konsekutive Behandlungen jeweils in umgekehrter Reihenfolge statt; eine Gruppe wurde simultan mit beiden Methoden behandelt. Bei letzterer waren die Ergebnisse hochsignifikant und anhaltend besser [13].

Osteopathische Medizin ist kein „ganzheitliches Sammelsurium". Sie befragt den Organismus mit dem einzigen Parameter der Beweglichkeit und behandelt diesen Befund. Die Muskulatur ist anders als Knochen, Gelenk, Subkutis oder Haut nicht passiv beteiligt, sondern zu aktiver Reaktion auf den von viszeral übertragenen Schmerz fähig. Da jede viszerale Nozizeption diesen Mechanismus auslöst, sollten Diagnostik und Therpie gezielt danach ausgerichtet werden.

Für Leser, die den Eindruck haben, einem Text steigender Spekulativität gegenüberzustehen, sei aus einem nüchternen Editorial im „New England Journal of Medicine" zitiert [54]: „Osteopathie kann nicht mehr als Alternativmedizin betrachtet werden, sondern stellt womöglich das funktionelle Äquivalent zur allopathischen Medizin dar; sie sollte Behandlungsergebnisse nachweisen, da ihre Kosteneffektivität bei Funktionsstörungen für das Gesundheitssystem wichtig ist."

∎ Diagnostik

Der Schmerzkliniker wird in der Regel nach ergebnislosen Behandlungen in den Fachgebieten aufgesucht, in der Annahme, dass nun eine allgemeine unspezifische Schmerztherapie erfolgt. Stattdessen muss aber ein erneutes Durchdenken der bisherigen medizinischen Diagnostik zusammen mit einer mehrdimensionalen Erfassung des chronischen Schmerzes vorgenommen werden.

Vorgeschichte

Zur Erweiterung der persönlich erhobenen Anamnese sind strukturierte Anamneseinventare sinnvoll. Der Schmerzfragebogen der

Deutschen Gesellschaft zum Studium des Schmerzes gibt umfassende Informationen über die Schmerzsymptomatik, -intensität und -begleitfaktoren sowie Aussagen zur affektiven und depressiven Beteiligung, zur schmerzbedingten Behinderung und zur gesundheitsbezogenen Lebensqualität. Sie liefern zusammen mit den medizinischen Informationen zu Medikamenten, zur Inanspruchnahme des Gesundheitswesens (Arztbesuche, Operationen, Rehabilitationen) und zum Rentenstatus eine umfassende Basisinformation.

Ergänzend sind die psychosozialen Faktoren, z. B. mit der „multiaxialen Schmerzklassifikation-Psychosoziale Dimension (MASK-P)" standardisiert erfassbar, mit folgenden Dimensionen:
- motorischverhaltensmäßige Ebene,
- emotionale Ebene,
- kognitive Ebene,
- Stressoren,
- habituelle Personenmerkmale,
- Krankheitseinstellung und -überzeugung,
- Bewältigungsmöglichkeiten.

Von größter Bedeutung für die Patientenplanung, auch für die Therapieerwartung, ist die Festlegung des Chronifizierungsstadiums nach Gerbershagen [28]. Die Abschätzung des erforderlichen Behandlungsaufwandes ist mit diesem einfachen und inzwischen vielfach validierten Instrument weit zuverlässiger möglich als beispielsweise mit der Angabe der Schmerzdauer oder Schmerzintensität. Die zur Festlegung erforderlichen Daten werden ohnehin in jeder medizinischen Anamnese erhoben (Abb. 3.1). Das Chronifizierungsstadium 1 entspricht der niedrigsten, Stadium 3 der höchsten Chronifizierung.

Im Stadium 1 ist weitgehend noch das Akutschmerzmodell von Reiz-Reaktion zutreffend. Eine monodisziplinäre Therapie ist meist ausreichend, es bestehen gute Erfolgschancen. Hingegen muss bei Stadium 2 und 3 immer von einem hohen interdisziplinären Therapieaufwand mit zwingend erforderlicher psychologischer Mitbehandlung und deutlich schlechterem Ergebnis gerechnet werden.

Vier Achsen werden erfasst: die zeitliche Charakeristik des Schmerzes, die räumliche Ausbreitung sowie die Medikamenteneinnahme und die so genannte „Patientenkarriere" in Form von Arztwechsel, Krankenhausaufenthalten etc. Wie die Abb. 3.1 zeigt, ergibt sich aus der Achse 2 - Ausbreitung des Schmerzes - (mono-, bilokulär, Panalgesie) der höchste Anteil der Varianz, was sich in zahlreichen Untersuchungen bestätigt hat.

Zur standardisierten Diagnostik des Schmerzpatienten, s. auch [12, 57, 108].

Der Untersucher sollte den vom Patienten ausgefüllten Schmerzfragebogen zusammen mit den Vorbefunden vor der Untersuchung durchgesehen haben, um gezielt die auffälligen Angaben im Gespräch mit Fragen zu folgenden Komplexen zu vertiefen:
- Schmerzsymptomatik (Beginn, Dauer, Charakter, Intensität),
- Genaue Lokalisation (oberflächlich, tief),
- Ausstrahlung (sakro-kokzygeal, suprapubisch, Gesäß, Oberschenkel, Lumbal- und Flankenbereich),
- Schmerzverstärkung/-linderung,
- unmittelbare Abhängigkeit oder Begleitsymptomatik.

Gezielt sollte man erfragen:
- Bewegungssystem: Schmerzauslösung durch bestimmte Bewegung durch beibehaltene Position (Sitzen, Stehen, Liegen),
- Blasenfunktion,
- Verdauung, Defäkation,
- Kohabitation,
- andere Schmerzen, unabhängig vom Beckenbodenschmerz,
- vegetative Symptomatik,
- nach der vollständigen übrigen medizinischen Anamnese, bezüglich Behandlungen, Vorerkrankungen, Operationen (wichtig: Frage nach Unfällen),
- Einfluss der Schmerzen auf das tägliche Leben, Beruf, Familie, Partnerschaft,
- Einfluss auf die Stimmung,
- Frage nach der persönlichen Vermutung über die Schmerzursache.

Körperliche Untersuchung

Bei Patienten mit chronischen Beckenbodenschmerzen sind meist zahlreiche körperliche Untersuchungen vorausgegangen, dennoch sollte sich die Untersuchung durch den Algesiologen nicht auf den Schmerzaspekt beschränken, sondern stets eine sorgfältige allgemeinkörper-

Bearbeitungsnummer: _____ Datum: ☐☐ ☐☐ ☐☐☐☐ (Tag/Monat/Jahr)

Nachname: _____ Vorname: _____

Stadieneinteilung der Chronifizierung

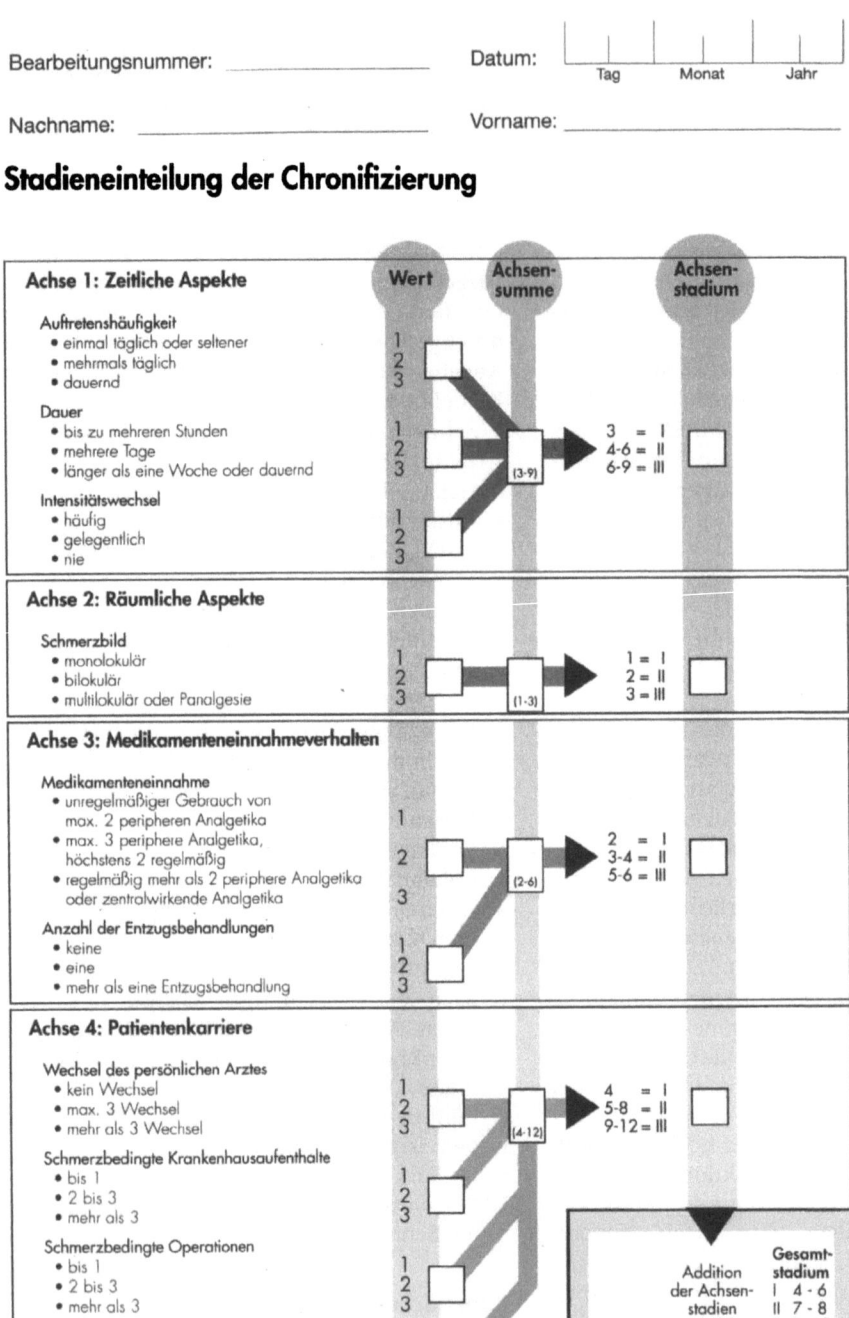

Abb. 3.1. Stadieneinteilung der Chronifizierung (klinisches Diagnoseblatt)

liche, eine neurologische und eine muskuloskelettale Untersuchung umfassen. Die Aufgabe besteht in der Wertung aller Befunde unter Berücksichtigung von Schmerzaspekt, medizinischen Begleiterkrankungen, weiterhin in einer Zuordnung der einzelnen anamnestischen Schmerzangaben zu funktionellen oder strukturellen Ursachen. Wichtig ist besonders die Differenzierung von Funktionsstörungen, da sie ohne objektivierbare Befunde ausschließlich klinisch erfolgt.

Zwar ist der Informationsgehalt der Anamnese deutlich höher zu bewerten, aus der körperlichen Untersuchung ergeben sich drei wesentliche Gesichtspunkte
- Stellenwert anamnestischer Angaben (Befund und Befinden),
- Bewertung des Patientenverhaltens unter den definierten Belastungen der Untersuchungstests,
- Aufdeckung unbekannter Befunde, z.B. neurogene Defizite.

Es erfolgt schwerpunktmäßig die gezielte Suche nach gering oder nichtsymptomatischen Funktionsstörungen im myofaszialen System, die geeignet sind, Verkettungen entsprechend den empirisch bekannten Ausbreitungsmustern darzustellen. Auch für entfernt liegende Schmerzregionen, die der Patient nicht als zusammenhängend empfindet, z.B. Beschwerden im Beckenboden und an der oberen Halswirbelsäule, die aber einem bekannten Ausbreitungsmuster entsprechen, gilt es, asymptomatische „Brückenbefunde" aufzufinden, die eine Verbindung belegen. Die Vollständigkeit des Befundes ist für die erfolgreiche Behandlung, insbesondere bei langfristig chronifizierten Schmerzen notwendig. Für die negativen Auswirkungen asymptomatischer Befunde hatten die Untersuchungen bei „Repetetive Strain Injury" eindrucksvolle Belege geliefert (s. S. 37).

■ **Durchführung.** Die Untersuchung des Patienten mit chronischen Schmerzen erfolgt grundsätzlich vom Scheitel bis zur Sohle. Sie wird vorgenommen einschließlich Inspektion, Beurteilung von Gang und Stand nach dem bewährten manualmedizinisch-orthopädischen Schema für Wirbelsäule/Becken und Extremitätengelenke [22, 26].

Für einen vollständigen Befund sind manualmedizinische Kenntnisse erforderlich, zumindest aber eine sorgfältige Funktionsuntersuchung mit Prüfung der Summenbeweglichkeit der einzelnen Wirbelsäulenabschnitte und der großen Gelenke, Untersuchung der Muskulatur auf Verkürzung und Dysbalancen, Koordinations- und Provokationstests und die Suche von Triggerpunkten bzw. Irritationszonen in den Geweben (s. auch [12, 57, 101, 108]).

In einem Körperschema werden Auffälligkeiten dokumentiert:
- Angaben über Schmerz und Gefühlsstörungen wie Allodynie,
- objektive Feststellung von Verdickung oder verminderter Verschieblichkeit von Haut und Unterhaut und
- Triggerpunkte und Irritationszonen.

■ **Untersuchung der Schmerzregion.** Die Untersuchung der Schmerzregion und ihrer Umgebung ist für den Patienten bedeutsam, für den Untersucher stellt sie lediglich einen Ausgangspunkt dar. Wichtig dabei ist die Beobachtung der Reaktionen des Patienten und sein Umgang mit dem lokalen Problem.

Mit Ausnahme des weiblichen Genitale, welches vom Schmerztherapeuten in der Regel nicht untersucht wird, sollte eine Schichtenpalpation aller angegebenen Schmerzregionen vorgenommen werden.

Die Palpation erfolgt besonders vorsichtig, als flaches Aufsetzen der Finger und langsam zunehmender Druck bei gleichzeitiger minimaler Gewebeverschiebung, um die einzelnen Schichten voneinander zu differenzieren, z.B. Haut, Subkutis, Faszie/Muskulatur, Darm.

■ **Hyperalgesie-Prüfung** (vereinfachte Durchführung). Sie wird in allen Regionen anamnestisch angegebener oder palpatorisch auslösbarer Schmerzen und den zugehörigen Segmenten vorgenommen. Die Durchführung erfolgt so, dass der Provokationstest zuerst in einem schmerzfreien und nach Möglichkeit kontralateralem Gebiet durchgeführt wird:
- *Haut:* neben der üblichen Prüfung mit Nadel/Nadelrad wird auch die Durchführung der Dermographie vorgenommen. Testung auf Allodynie.

- *Subkutis:* Kibler-Test oder Skin-rolling-Test [43].
  Mit beiden Daumen und Zeigefingern wird im (schrägen) Dermatomverlauf eine Falte aus Haut und Unterhaut gebildet und aus der dem Schmerzgebiet benachbarten Region über die schmerzhafte Stelle hinweg in den jenseitigen schmerzfreien Bereich gerollt. Bei positivem Testausfall zeigt sich objektiv das Vorliegen eines Trophödems in der Verdickung und mangelnden Verschieblichkeit der Hautfalte, weiterhin einer deutlichen länger anhaltenden Rötung [12]. Die subjektive Reaktion soll in offener Fragestellung erhoben werden; sie reicht von der Angabe eines „veränderten Gefühls" bis zur Angabe intensiver Schmerzen.
- *Muskulatur:* die muskuläre Hyperalgesie zeigt sich zum einen umschrieben als Triggerpunkt, ggf. mit eigener Referenzzone bei Nadelung oder als mehr diffus ausgebreitete Hyperalgesie mit Muskelverspannung und ggf. -verkürzung, als Substrat von muskulärer Dysbalance und Fehlhaltung oder eines von viszeral übertragenen, metamer zuordenbaren Schmerzes.

Bedeutung der Hyperalgesie-Prüfung: Eine Hyperalgesie der Haut tritt bei lokalen nozizeptiven Prozessen auf (primäre Hyperalgesie) oder im Zusammenhang mit anderen neuropathischen Schmerzen. Wie oben dargelegt, projiziert der ausgelöste übertragene Schmerz vorwiegend in die Muskulatur, geringer in die Subkutis. Neben chronischen viszero-somatischen Übertragungen gehören hierzu auch vertebragene Wirbelsegmentdysfunktionen und ligamentäre Störungen, besonders häufig vom lumbosakralen Übergang ausgehend [22]. Gerade für die Beurteilung sonst schwer objektivierbarer Funktionsstörungen sind diese deutlichen Zeichen von Gewebeverdickung und -rötung bei positivem Kibler-Test wichtig gegenüber den durch viele Faktoren beeinflussten subjektiven Schmerzangaben des Patienten. Das Trophödem stellt auch ein objektives Chronifizierungszeichen dar, da diese Form der lokalen Perfusionsstörung erst nach einiger Zeit auftritt.

Bei Hinweisen auf neuropathischen Schmerz ist zur Differenzierung eine „Quantitative Sensorische Testung" (QST) vorzunehmen.

■ **Irritationszonen.** Die segmentale Dysfunktion eines Bewegungssegmentes der Wirbelsäule ist nicht visuell erkennbar. Sie kann anhand ihrer klinischen Folgen und deren Rückbildung nach manualtherapeutischer Korrektur der kausalen Störung diagnostiziert werden. Die Dysfunktion wirkt sich in entspannter bzw. verkürzter Muskulatur, Verquellung der Subkutis und punktuell lokaler Auslösung von Empfindlichkeit oder Schmerz bei Palpation aus. Durch Verstärkung der Dysfunkton, beispielsweise durch einen minimalen Bewegungsimpuls der Rotation in die eingeschränkte Richtung, wird die lokale Dysfunktion verstärkt tastbar und schmerzhafter, bei Bewegung des Achsenskelettteiles in die freie Richtung, also Verminderung der Dysfunktion, wird sich die Irritationszone verringern. Mit diesem Provokationstest lassen sich segmentale Dysfunktionen an der Wirbelsäule palpatorisch feststellen. Ihr Verschwinden bestätigt die erfolgreiche Therapie. Besonders wichtig sind die Irritationszonen an LWS, lumbosakralem Übergang, Ilium, Sakrum und Os pubis. Sie sind umschrieben an der Wirbelsäule meist in der Nähe der Gelenkfortsätze, am Becken jeweils gelenknah lokalisiert. Durch einfache Tests lässt sich auch am Becken dadurch eine umschriebene Dysfunktion feststellen und mit dem Provokationstest palpatorisch verifizieren [22].

■ **Untersuchung des Beckens.** Im Stand werden folgende knöcherne Referenzpunkte und ihre Position relativ zur Gegenseite festgehalten: Beckenkamm, Spina iliaca posterior superior, Trochanter major, Spina iliaca anterior superior, Tuberculum ossis pubis. Oft liegen so genannte Beckenverwringungen vor, d.h. Rotationen der einen Iliumschaufel gegenüber der anderen. Ergänzt werden diese Informationen durch die Feststellung des stärker belasteten Beines im Stand, die Seite des relativen Beckenhochstandes und das Ergebnis der Prüfung der so genannten variablen Beinlängendifferenz nach Derbolowski. (Aussagen über das Vorliegen einer echten Beinlängendifferenz können mit diesen Untersuchungen nicht gemacht werden.) Die Bewegungen der beiden Ilia und des Sakrums sind sehr komplex und können hier nicht vermittelt werden [41]. Auch der Ungeübte kann sich jedoch einen groben Überblick verschaffen durch einige einfache Tests und die sorgfältige Prüfung der o. a. Irritationspunkte an Sakrum und Ilium, um eine symptomatische Nutation oder Gegennutation des Sakrums festzustellen. Das Sakrum hat zwei Bewegungsachsen, eine querverlaufende ungefähr in Höhe von S 2, um die eine „Nick-Bewegung" (Nutation) erfolgt, eine Rotation der Sakrumbasis, d. h. des oberen Pols nach vorne. In die entgegengesetzte Richtung wird die Bewegung als Gegennutation bezeichnet. Bei funktionierender Beweglichkeit im Iliosakralgelenk finden diese Bewegungen bei jedem Atemzug und jedem Schritt statt. Da gleichzeitig eine längsverlaufende kranial-kaudale Torsionsachse eine Rotation des Sakrums ermöglicht, resultieren aus dieser Kombination zwei schrägverlaufende Bewegungsachsen.

Provokationstest: Beim in Bauchlage befindlichen Patienten wird ein zunächst langsam zunehmender, dann aber kräftiger Schub auf die Sakrumbasis und dann auf die Sakrumspitze ausgeführt, um bei Schmerzangabe einen Hinweis auf eine symptomatische sakroileakale Dysfunktion zu haben. Geprüft wird dies zusammen mit den Irritationspunkten.

Zusätzlich sollten die einfachen Beweglichkeitstests für des ISG erlernt werden (so genannter Vorlauf, Rücklauf, Gelenkspiel und Provokation durch Kompression und Distraktion).

Zusammen mit den o. a. Tastbefunden im Stand und den Provokationstests für den ilio-lumbo-sakralen Bandapparat ist damit genügend Information vorhanden, um ggf. die Indikation zu einer weiteren manualmedizinisch-osteopathischen Diagnostik und Therapie zu stellen.

Die Untersuchung der Muskulatur stellt den zweiten wichtigen Schritt dar, da bei symptomatischen artikulären Befunden zugehörige myofasziale Befunde nicht fehlen. Den ersten Hinweis geben die auf muskuläre Lokalisation weisenden Schmerzangaben des Patienten: gezieltes Aufsuchen der bekannten Triggerpunkte des jeweiligen Muskels, zunächst in Ruhe, lokalisierte Schmerzauslösung, Auffinden des so genannten „taut-band" (straffes Band), sodann Kontrolle des Befundes durch Testung unter Anspannung gegen Widerstand, wobei eine intensive Schmerzverstärkung zu erwarten ist, zusätzlich Verkürzung und verringerte Kraft im Vergleich zur Gegenseite.

Folgende Muskeln sind zu untersuchen: Mm piriformis, iliacus, psoas, glutaeus medius, obturator externus und internus, die Oberschenkeladduktoren, Rectus femoris, ischiokrurale Muskulatur, Tractus iliotibialis, gerade und schräge Bauchmuskulatur, quadratus lumborum (zur genauen Lokalisation der Triggerpunkte, s. [97]).

Die Untersuchung des Patienten in *Rückenlage* für den Ventralbereich beginnt am besten mit der Untersuchung der Hüftbeweglichkeit für Innen- und Außenrotation, der Test der Hyperabduktion nach Patrick stellt zugleich eine Prüfung für die Adduktorenlänge und die Kompressionsfähigkeit des Iliosakralgelenkes dar.

Durchführung: der Fuß des im Knie gebeugten Beines wird auf den Kniebereich des kontralateralen Beines gelegt und nach außen in eine Abduktions-/Außenrotationsstellung gekippt. Im Normalfall wird mit dem Knie fast die Horizontale erreicht.

In Rückenlage werden auch die drei Provokationstests für den ilio-lumbo-sakralen Bandapparat vorgenommen [22]. Die Prüfung auf Verkürzung von Rectus femoris, bzw. psoas erfolgt anschließend durch freies Herabhängenlassen des im Knie gebeugten Beines über die Kante der Untersuchungsliege.

Die weitere Palpation in Rückenlage beginnt am Trochanter major beidseitig, tastet nach kranial und kaudal den Tractus ilio-tibialis auf Triggerpunkte ab, palpiert sodann die Leistenregion und die Adduktorenansätze. Durch beidseitigen Schub gegen die Spina anterior superior von medial und lateral werden Kompression und Distraktion am ISG bewirkt. Medial der Spina anterior superior wird der M. iliacus auf Verspannung und Triggerpunkte abgetastet, sodann im Unterbauchbereich vorsichtig nach medial gleitend eine Schichtenpalpation vorgenommen, die in der Tiefe das meist walzenförmige empfindliche Colon descendens auffindet, medial davon die feste Struktur des M. psoas. Bei ängstlichen Patienten und verspannter oder adipöser Bauchdecke gelingt dies leichter, wenn mit dem anderen Arm des Untersuchers das in Hüfte und Knie gebeugte Bein des Patienten locker gehalten wird. Mit der Aufforderung, das Bein leicht anzuziehen, lässt sich die Psoaslage durch dessen Anspannung verifizieren, gleichzeitig werden

Triggerpunkte schmerzhaft provoziert. Im rechten Unterbauch entsprechen Coecum und Colon ascendens der vergleichbaren Position.

Die schräge Bauchmuskulatur und insbesondere der Rectus abdominis, letzterer etwas medial seines Außenrandes, werden auf Triggerpunkte abgesucht, jeweils unter Verifizierung durch verstärkte Schmerzauslösung bei Anspannung gegen Widerstand: durch Anheben des Oberkörpers in gerader oder schräger Verlaufsrichtung des entsprechenden Muskels, bei gleichzeitigem Aufstellen der in Hüfte und Knie gebeugten Beine zur Ausschaltung des Psoas (Carnett-Test).

Dysfunktionen des ISG sind wegen der funktionellen Einheit des Beckenringes immer auch solche der Symphyse, deshalb erfolgt ihre Abtastung und die der Tubercula pubica besonders sorgfältig, auch bezüglich eines einseitigen Hochstandes und der Ansätze des M. rectus abdominis. Kompressions- und Distraktionstests können mit Hilfe von Adduktorenanspannung gegen Widerstand durchgeführt werden.

Nachdem der Patient durch den bisherigen Untersuchungsablauf mit der Situation vertraut ist, wird die Palpation des äußeren Genitale beim Mann vorgenommen.

In gleicher Position – mit auf die Untersuchungsliege gestellten, in Hüfte und Knie gebeugten Beinen zur besseren Entspannung – wird der M. obturator externus getastet: unterhalb der Adduktorenansätze wird die flache Hand mit Kontakt der Volarseite zum Ramus ossis pubis inferior von lateral vorsichtig nach kranial medial geschoben, bis der Muskel eindeutig zu tasten ist und seine Spannung/Triggerpunkte im Vergleich zur Gegenseite registriert werden können.

Die Schichtenpalpation im Abdominalbereich, bei Bedarf verbunden mit der gezielten Anspannung des jeweiligen Bauchmuskels gegen Widerstand zur Identifikation des Muskels gibt gleichzeitig Aufschluss über tieferliegende viszerale Schmerzauslösung.

■ **Untersuchung des Beckenbodens.** Der Patient befindet sich hierzu am bequemsten in Linksseitenlage mit gebeugten Hüft- und Kniegelenken. Er wird vom Untersucher verbal auf alle Untersuchungsschritte vorbereitet, da sie gelegentlich schmerzhaft, teilweise auch ungewöhnlich für ihn sind. Bei Schmerzauslösung ist stets nachzufragen, ob ein dem Patienten vertrauter Schmerz hervorgerufen wurde oder es auf andere Weise unangenehm ist.

Die Inspektion erfolgt auf Veränderungen der Haut, wie Rötung oder abnorme Fältelung, Verziehungen und Narben, Situation des Afters (sicherer Verschluss oder prolabierende Schleimhaut). Die Palpation untersucht jeweils vom Tuber ossis ischii ausgehend die umliegende Muskulatur, führt die flache Hand medial des Sitzbeinhöckers mit Knochenkontakt zur Beugeseite der Finger in die Tiefe der Fossa ischiorectalis, Prüfung auf Schmerzangabe und Spannungsunterschied zur Gegenseite. Beim Vorschieben der Hand wird lateral nach Passieren des Ramus ossis ischii der Obturator internus tastbar: Schmerzangabe und Spannungszustand. Ausgehend von der Palpation des unteren Sakrumanteiles wird beidseitig der Muskelfaszienbereich im Winkel zwischen Sakrum und Ilium palpiert, da sein Spannungszustand im Seitenvergleich wichtige Informationen für die sich anschließende Palpation des Beckenbodens gibt. Vorsichtig ist der sakro-kokzygeale Übergang und das Os coccygis selbst zu tasten, vor allem wenn Beschwerden vorher geschildert wurden. Auf Seitendifferenzen ist zu achten. Bei der Palpation des übrigen Beckenbodens ist dem Centrum tendinium besondere Aufmerksamkeit zu widmen bezüglich Spannung und Schmerzauslösung.

■ **Transanale Untersuchung.** Bei bekannten analen Beschwerden oder Kokzygodynie sieht der Patient dieser Untersuchung meist mit Sorge entgegen. Mit folgendem Vorgehen lässt sich diese verringern: nachdem die bisherige Untersuchung des Beckenbodens bereits mit Handschuhen stattgefunden hat, wird der Zeigefinger der rechten Hand reichlich mit Gleitmittel versehen und dessen Spitze auf den Anus gelegt. Sodann wird die Atmung des Patienten beobachtet oder dieser zu einer langsamen tiefen Einatmung aufgefordert, wodurch der Anus tiefertritt, die Spannung etwas nachlässt und das Anoderm sich über die Fingerkuppe legt. Der Vorgang wird dem Patienten erklärt und im Laufe einiger Einatmungen gelingt es, den Finger relativ schmerzarm auch bei hoher

Empfindlichkeit einzuführen. Zunächst wird die Sphinkterspannung beurteilt, die bei der typischen Kokzygodynie meist außerordentlich hoch ist. Der Patient wird zum Kneifen und Pressen aufgefordert, wobei sich bei letzterem meist die Spannung nur wenig verringert. Es erfolgt ein vorsichtiges Abtasten der parietalen Beckenstrukturen, beginnend in der nichtschmerzhaften Region. Nach lateral ist die Tuberositas ischiadica mit dem Ramus ossis ischii zu tasten, Anteile des M. obturator internus, mehr dorsolateral das straffe Ligamentum sacrospinale mit dem nahezu parallel verlaufenden M. coccygeus. Dorsal erreicht man die Spitze des Os coccyis und den sakro-kokzygealen Übergang. Durch vorsichtigen Druck kann die Beweglichkeit des Steißbeines festgestellt werden, bei Bewegungseinschränkung meist auch die stärker betroffene Seite. Die Bewegungen sollten langsam erfolgen, da durch Manipulation am vegetativen Ganglion impar Walteri am sakro-kokzygealen Übergang parasympathische Reaktionen ausgelöst werden können. Die Beweglichkeit des Steißbeines kann quantitativ genauer durch gleichzeitige Palpation mit dem Daumen von extern geprüft werden. Abzuraten ist von kräftigen Manipulationen, wie sie früher zur Behandlung der Kokzygodynie empfohlen wurden. Bei der Abtastung des parietalen Weichteilbereiches sind deutlich die Puborektalisschlinge, auch andere Anteile des Levator ani tastbar. Nach lateral kann der N. pudendus, bei seinem Verlauf durch den Alcock-Kanal, einer Faszienduplikation des Obturator internus theoretisch touchiert werden. Die Schmerzqualität ändert sich in der Regel jedoch nicht, Paraesthesien oder Ähnliches sind nicht auslösbar, sodass es zweifelhaft ist, ob - wie behauptet (s. S. 34) - eine Einklemmungsneuropathie des Nervs auf diese Weise symptomatisch werden kann. Von lateral nach ventral tastend werden der Ramus ossis pubis erreicht und die medial liegenden Organe des männlichen und weiblichen Beckens.

Selbstverständlich sind die Schmerzangaben sorgfältig zu registrieren, wichtiger jedoch sind die festgestellten Spannungen, deren Qualität und Richtung in den jeweiligen schmerzhaften Strukturen, da sich isoliert nach ihnen die Behandlung mit den osteopathischen Verfahren richtet.

■ **Untersuchung der myofaszialen Verkettungen.** Im kleinen Becken illustriert der Verlauf des M. levator ani, der funktionell mit allen viszeralen Funktionen verbunden ist, den engen Zusammenhang der Systeme: in seinem trichterförmigen Verlauf bildet er den Hauptanteil des Beckenbodens. Der Ursprung des Muskels hat knöchernen Kontakt lediglich an Symphyse, Ilium und Steißbein und hängt sonst an einem kreisförmgen Arcus tendineus entlang der Beckenwand, der wesentlich an Muskel-, Faszien- und Bandstrukturen angeheftet ist (Abb. 3.2). Es handelt sich z. B. ganz wesentlich um die Fascia obturatoria, die als Fortsetzung der Fascia iliaca zur Fascia pelvis parietalis gehört. Letztere verbindet biomechanisch die Beckenstrukturen. Chronifizierung als Ausbreitung von Dysfunktionen setzt dann ein, wenn die lokalen Kompensationsmöglichkeiten des Gewebes erschöpft sind. Aus der viszeralen Dysfunktion und damit der des Levator ani sind als Folge Dysfunktionen des Ileum und der sakro-kokzygealen Beweglichkeit zu erwarten. Die Beweglichkeit von Kreuz-Darmbeingelenk und Schamfuge werden in der Folge gestört. Die ISG-Fehlfunktion kann zum tiefen Rückenschmerz führen, wegen der kompensatorischen Verspannung des Piriformis zum so genannten Piriformissyndrom [47] mit ausstrahlendem Schmerz in den Oberschenkel und die laterale Wade oder symptomatisch am Ansatz des Piriformis zur so genannten Trochanterbursitis. Die Dysfunktion der Symphysis pubica resultiert in Schmerzen der Bauchwand oder der Leiste, auch in einer Fehlbelastung der Hüftadduktoren, Beschwerden von Hüft-, Knie- und Sprunggelenken können die Folge sein. Natürlich ist dieser Weg auch umgekehrt nachzuweisen: jede chronische Dysfunktion des ISG kann mit einer Fehlstellung des Sakrum verbunden sein. Eine Sakrumrotation beeinträchtigt aber erheblich die Beweglichkeit des Sakro-Kokzygealgelenkes. Seine Beeinträchtigung kann zu Störungen der Beckenbodenfunktion führen, über das Ligamentum anococcygeale und die Mm. coccygeus, Levator ani und Glutaeus maximus.

■ **Durchführung.** Als Anhaltspunkt sollte der Schmerzkliniker eine sorgfältige Funktionsuntersuchung der einzelnen Abschnitte des

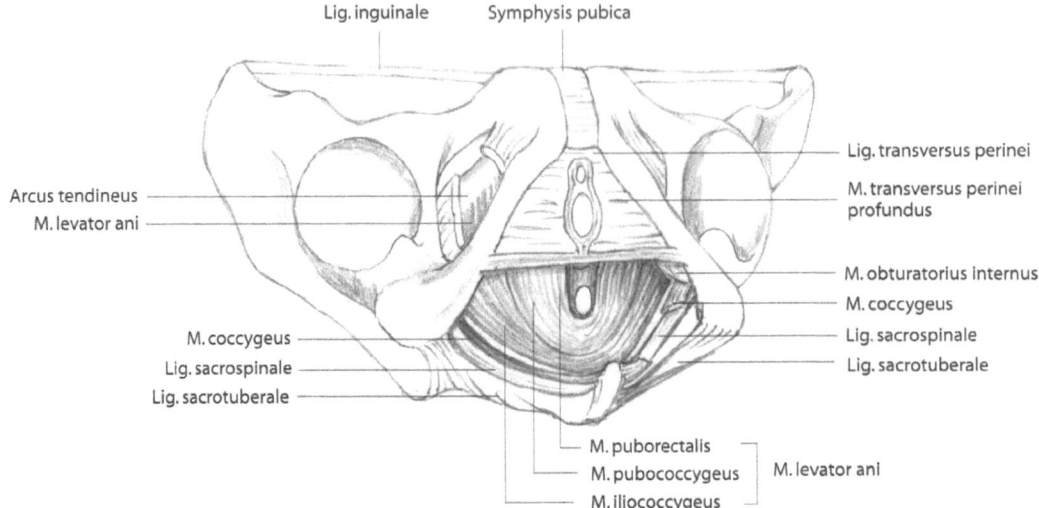

Abb. 3.2. Kaudalansicht des weiblichen Beckenbodens

Achsenskelettes und der Beine vornehmen. Erhöhtes Augenmerk ist auf die jeweiligen Übergänge zu legen: lumbo-sakral, dorso-lumbal, zerviko-thorakal, insbesondere aber kranio-zervikal und temporo-mandibulär.

Die Wahrnehmung und Prüfung der Atmung gibt Hinweis auf eine einfache Verkettung: die Beobachtung des Atemablaufes beim Patienten in Rückenlage zeigt normalerweise eine koordinierte Bauch-Thoraxatmung, wobei die Exkursion im Oberbauch und unteren Thoraxbereich beginnt, dort auch am stärksten ist und sich mit abnehmendem Ausschlag zum Unterbauch und zum mittleren Thoraxdrittel ausbreitet. Die Untersuchungssituation führt oft stressbedingt zu einer vermehrten Thoraxatmung, sodass man den Patienten durch Ruhe und Auflegen dessen eigener Hände auf den Unterbauch zu einem spannungsfreien Atemablauf ermuntern muss. Bei den meisten Patienten mit Unterbauch- und Beckenbodenbeschwerden gelingt es nicht, die Atemexkursion läuft bis zum Nabel, kaum bis in den Unterbauch und ist vorwiegend thorako-abdominal geprägt. Mit einigen sehr einfachen Handgriffen kann der Untersucher lernen, die Zwerchfellbeweglichkeit unter dem Rippenbogen zu tasten und Spannungen im Seitenvergleich wahrzunehmen.

Normalerweise sollte die Atmung bis zum Beckenboden durchlaufen und mit der Einatmung ein Tiefertreten desselben von 1–2 cm bewirkt werden (s. Erleichterung der transanalen Untersuchung, S. 44). Um dies zu beurteilen, wird beim in Bauchlage befindlichen Patienten der Beckenboden (Levator) beidseitig getastet: ähnlich wie bei der Technik für den M. obturator internus werden jetzt beide Hände vorsichtig medial der Spina ischiadica mit der Volarseite nach lateral weisend unter Knochenkontakt in die Fossa ischiorectalis geschoben und der Patient zu einer bewussten Atmung in den Unterbauch aufgefordert. Nach einem einfachen Training ist der Untersucher imstande, das „Anstoßen" der tiefertretenden Levatorplatte im Seitenvergleich festzustellen. Eine auf einseitig verringerte oder aufgehobene Beckenbodenatmung stellt eine dringende Indikation zur Durchführung einer gezielten Therapie dar.

Weitere Atemabhängigkeiten geben Hinweis auf die funktionsgerechte Beweglichkeit des Beckens. Sie sind leicht erkennbar: bei jedem Atemzug findet eine Veränderung der Entfernung der Sitzbeinhöcker statt, ebenfalls um 1–2 cm, eine In-/Out-flare-Bewegung des Ilium im Bereich des ISG (ein Ein- und Ausschwenken um eine vertikale Achse), zusätzlich die bereits erwähnte Nutation/Gegennutation im Bereich des Sakrum und eine Flexions-Extensionsbewegung im Bereich des sakro-kokzygealen Überganges.

Die sorgfältige Funktionsuntersuchung nach manualmedizinischen und osteopathischen Gesichtspunkten vom Scheitel bis zur Sohle registriert zunächst einmal alle Dysfunktionen, sowohl symptomatische als auch asymptomatische. Regionen mit anamnestischen Angaben von Beschwerden oder früheren Unfällen wird besondere Aufmerksamkeit gewidmet, auch solchen Hinweisen, die gemeinhin als „funktionell" bewertet werden, wie Dysphonie, Globusgefühl, Atembeklemmung im unteren Thoraxbereich oder funktionelle Herz- bzw. Oberbauchbeschwerden. Falls sich in den Regionen dieser „Somatisierungen" ein eindeutiger Befund erheben lässt, ergibt sich daraus auch eine Handlungsanweisung, die wie immer zeitlich limitiert ist, zumal es sich um Schlüsselregionen für die Verkettungssymptomatik handelt: so stehen Dysfunktionen des Zwerchfells in enger Beziehung zum Beckenboden sowohl über die Atemmechanik als auch über den engen Bezug zwischen Zwerchfell und Psoas in der Arkade. Solche Dysfunktionen in der aufsteigenden Kette vom Beckenboden ausgehend können über LWS und BWS zusammen mit einer Fehlhaltung auch zu Rippendysfunktionen führen, die die Atmung beeinträchtigen. Die so genannte Brügger-Fehlhaltung mit Beckenfehlstellung, Hyperlordose der LWS, großbogiger BWS-Kyphose und Verkürzung des sternosymphysalen Abstandes ist sowohl von der Wirbelsäule her als auch von der ventralen myofaszialen Verkettung zu erfassen [72]: M. rectus abdominis als Verbindung von Symphyse und Sternum/Diaphragma abdominalis, weitere Ausbreitung über die substernalen Faszien zur medialen Halsfaszie und über infra- und suprahyoidale Muskulatur zum Unterkiefer. Die Temporomandibulardysfunktion steht gleichzeitig in einer engen Beziehung zur oberen HWS und ist damit Endpunkt auch einer dorsalen aufsteigenden Verkettung vom Beckenboden/Sakrum über die Wirbelsäule. Die Verbindung ist denkbar auch über die Dura, welche lediglich am Sakrum und an Okziput und oberer HWS befestigt ist. Diesem kraniosakralen Konzept liegen besondere Modellvorstellungen und Untersuchungen zugrunde [98].

Für Zusammenhänge von Beckenboden mit oberer HWS und Temporomandibularregion liegen Studienergebnisse vor, sowohl aus den statistischen Erhebungen der Komorbidität als auch aus Patientenkollektiven. Plato und Kopp [75, 76] fanden bei Patienten mit Beckenbodendysfunktion in über 90% eine temporomandibuläre Dysfunktion (TMD). Ebenso lagen bei Patienten mit primärer TMD überproportional gleichzeitig Beckenbodendysfunktionen vor, in beiden Fällen häufig asymptomatisch.

Die Autoren konnten auch experimentell die Wirkung von drei manualmedizinisch-osteopathischen Verfahren nachweisen: die Unterkieferschwebelage – eine individuell konstante und exakt messbare Position änderte sich signifikant durch Atlasimpuls, ISG-Manipulation und osteopathische Beckenbodenbehandlung.

Zum Abschluss der Funktionsuntersuchungen werden die Befunde hinsichtlich eines Zusammenhanges mit der Beckenbodenproblematik überprüft. Als zugleich praktikabel und von Relevanz für die Therapieplanung hat sich eine Zuordnung der Befunde zu drei biomechanischen Funktionsebenen ergeben:

■ die lokale Ebene erfasst die dysfunktionale und ggf. schmerzhafte Struktur der symptomatischen Region, als myofaszialen Anteil von Beckenbodenmuskulatur/Bandapparat und den jeweils unmittelbar zugehörigen Gelenken (ISG, Symphyse, Sakrokokzygeal-Gelenk). Eine solche Funktionseinheit wird in der klassischen Manualmedizin als Arthron bezeichnet, als Gelenk mit zugehöriger Muskulatur und der nervalen Steuerung, unter Einschluss der metameren Gebilde (Viszerotom, Angiotom, Sklerotom, Myotom, Dermatom). Auf dieser Ebene spielt sich das akute Geschehen nach einer Traumatisierung ab, z.B. als akute Wirbelgelenksdysfunktion (früher: Blockierung). Wenn die Kompensationsfähigkeit dieser lokalen Funktionseinheit aufgebraucht ist, wird die Dysfunktion als Ausdruck der Chronifizierung weitergereicht auf die

■ zweite Ebene, die biomechanisch als Bewegungsmuster unmittelbar mit den Strukturen der ersten Ebene verbunden ist: als absteigende Kette zum Hüftgelenk, dessen Funktion nun sekundär durch die vom Becken ausgehende irritierte Muskulatur sekundär beeinträchtigt wird, z.B. die Adduktoren vom Ramus ossis pubis und der M. piriformis vom Sakrum ausgehend. Die aufsteigende Kette erfasst als Störmuster die LWS, wo durch Sakrumrotation und Iliopsoasverspannung eine Rotation und Seitneigung resultiert, und zusätzlich die ventrale Bauchmuskulatur und die viszeralen Aufhängungen.

- Die dritte Ebene besteht in der weiträumigen Verkettung auch mit zunehmend symptomatischen Dysfunktionen. In der absteigenden Kette würden Knie und Fußgelenke Dysfunktionen aufweisen können, selbstverständlich auch asymptomatisch. Nach kranial werden vom Zwerchfell ausgehend die o. a. Strukturen bis zur Temporomandibularregion erfasst.

Ab S. 49, Therapie, werden die sich aus dieser Einteilung ergebenden therapeutischen Konsequenzen besprochen.

Eine Hauptschwierigkeit besteht darin, geeignete Kollegen der einzelnen Fachbereiche, Psychologen und Krankengymnasten zu finden, die sich auf das gleiche Krankheitsverständnis einigen und eine gemeinsame Philosophie entwickeln können. Dabei sind mit einem interdisziplinären Weiterbildungskurs von 2 Tagen Dauer, wie er für das Gebiet der speziellen Schmerztherapie durchgeführt wird, die wesentlichen Gesichtspunkte darzulegen, einschließlich der Vermittlung der Basisuntersuchungstechniken für die myofaszialen Dysfunktionen des Beckenbodens und die Therapiekontrollen durch die Überprüfung des Ablaufs der Atmung. Die systematische Erfassung der myofaszialen Komponente des Beckenbodenschmerzes stellt neben den medizinischen Befunden der Fachgebiete einen zusätzlichen Aspekt dar, dem übereinstimmend ein hoher Stellenwert beigemessen wird. Nach unseren Erfahrungen aus 15 Jahren ist diese Komponente bei fast 90% der Patienten mit chronischem Beckenbodenschmerz zu berücksichtigen.

Weitere Diagnostik

Eine Indikation zur Veranlassung von Konsiliaruntersuchungen ergibt sich zwingend aus den gezielt erhobenen Angaben von Funktionsstörungen der einzelnen Beckenorgane.

Auch bei vorliegenden negativen Fachbefunden sollte eine Zweitmeinung bei einem mit

Tabelle 3.1. Medizinische Symptomatik bei chronischem Beckenschmerz

Medizinische Symptomatik	Prävalenz in %	
	F (n = 82)	M (n = 20)
gastroenterologisch/proktologisch	71	35
gynäkologisch	45	–
Kohabitationsstörung	70	–
urologisch	34	40
neurologisch	48	25
mehrfach medizinische Symptomatik	45	20
ohne medizinische Symptomatik	8	45
muskulo-skelettal	82	90

der Chronifizierungsproblematik und der parietalen Übertragung vertrauten Konsiliar der eigenen Arbeitsgruppe eingeholt werden.

Die Häufigkeit der erforderlichen Inanspruchnahme der anderen Fachgebiete ergibt sich aus der Tabelle 3.1, die sich auf ca. 100 konsekutive Patienten bezieht. Sicherlich ist sie durch das selektionierte Patientengut der Klinik bedingt. Bei beiden Geschlechtern war die muskulo-skelettale Symptomatik in einem hohen Prozentsatz vorhanden. Auffällig ist die sehr unterschiedliche Häufigkeit einer Notwendigkeit fachübergreifender medizinischer Diagnostik und Therapie bei Frauen und Männern. Bei ersteren war lediglich in 8% eine Behandlung isoliert im Rahmen der Schmerz-Tagesklinik möglich, d.h. mit krankengymnastischer und psychologischer Kompetenz allein, während dies für Männer in 45% ausreichend war. Das heißt, eine viszero-viszerale Übertragung bzw Chronifizierung war bei Frauen erheblich stärker ausgeprägt als bei Männern. Die hohe gastroenterologisch-proktologische Komorbidität ist selektionsbedingt, aber auch durch die hohe Prävalenz der Obstipation als Passage- oder Entleerungsstörung verursacht.

In der Zusammenarbeit mit der koloproktologischen Abteilung zeigt sich, dass muskuloskelettale Beschwerden bei chronischen abdominellen Erkrankungen, wie M. Crohn und Colitis ulcerosa durchaus häufig sind, wie eine Patientenbefragung dort ergab (L. Duschka, persönliche Mitteilung 2001).

Tabelle 3.2. Muskuloskelettale Schmerzen bei chronisch kranken Patienten mit M. Crohn, Colitis ulcerosa etc., aktuell ohne entzündliche Aktivität (n = 144) (nach L. Duschka, persönliche Mitteilung)

beim	
Sitzen > 15 min	72%
Heben/Tragen	68%
Beugen	61%
gestreckt Liegen	48%
tief Atmen	33%
Gehen > 30 min	26%

Aus Tabelle 3.2 sind die Häufigkeiten ersichtlich. Bei den meisten Patienten ließen sich eindeutige biomechanische Dysfunktionen feststellen. Von den Patienten selbst und den behandelnden Ärzten wurden diese Beschwerden in Verbindung mit ihrer chronischen Erkrankung gebracht, für die sich dann aber bei der Untersuchung kein Rezidiv ergab.

Dass die Sitzbeschwerden häufig bei abdominellen Erkrankungen auftraten, ist ein Hinweis auf den engen funktionellen Zusammenhang beider Regionen.

Dies gilt auch für den Zusammenhang mit Miktionsstörungen.

Therapie

Auszugehen ist von einem Chronifizierungsprozess, der somatische und psychosoziale Dysfunktionen zur Folge hatte. In einem solchen vernetzten System gibt es keine Hierarchie oder Ursache-Wirkung-Relation.

Die Ausbreitung von Dysfunktionen erfolgt zwar entlang des Zeitvektors. Sie ist aber nicht durch diesen bedingt, worauf Gershagen bei der Darstellung des Chronifizierungskonzeptes deutlich hingewiesen hat [28]. Die biomechanische Ausbreitung (Verkettung) ist vielmehr bedingt durch die jeweils regionalen Kompensationsmöglichkeiten der Gewebe. Durch Vorschädigung, Aufbrauch der Kompensationsfähigkeit oder Hinzutreten einer weiteren Schädigung (Zweitschlag) kann der Prozess weitergegeben werden oder auch zum Auftreten einer Symptomatik beim Patienten führen. Schmerz ist lediglich ein Hinweis für Dysfunktion. Er wird im Rahmen der multimodalen Behandlung thematisiert und berücksichtigt.

Als Handlungsanweisung für die biomechanischen Prozesse sind lediglich die Befunde zuständig. Auch der jeweilige Stellenwert innerhalb der Behandlung ergibt sich nicht aus der Schmerzsymptomatik, sondern aus den biomechanischen Schlüsselfunktionen (s. S. 51).

Behandlungsplanung am Beispiel der Tagesklinik in Wiesbaden

Wenn sich im Rahmen der medizinischen Abklärung eines Problems im kleinen Becken oder Beckenboden die Indikation zu einer multimodalen Schmerztherapie ergibt, muss der zeitliche Ablauf in enger Absprache zwischen Organmediziner und Schmerzkliniker erfolgen. In der Regel werden zunächst invasive oder konservative medizinische Maßnahmen durchgeführt, der Patient lernt aber bereits Inhalt und Ziele der Schmerztherapie in einer Probebehandlung kennen, in Form von je zwei ärztlichen, schmerzpsychologischen und krankengymnastischen Einzelbehandlungen. Das Team entscheidet sodann über Art und Umfang der Maßnahmen. Wichtig ist der Kontakt mit dem Vertreter des medizinischen Fachgebietes, der für den Patienten zuständig bleibt. Die Behandlung wird tagesklinisch durchgeführt, dauert in der Regel drei Monate mit ca. 12 Terminen, die der Patient einmal wöchentlich für etwa 6 Stunden mit Einzel- und Gruppenbehandlungen absolviert. Diese Behandlungsfrequenz ist sinnvoll, sie lässt sich in die beruflichen und sozialen Verpflichtungen integrieren, sie ist notwendig zum Üben der krankengymnastischen und schmerzpsychologischen Verfahren und ermöglicht Selbstwahrnehmung und Veränderung. Wünschenswert ist, wenn die Patienten nicht weiter als 100 km anreisen müssen, aber auch weit größere Entfernungen werden von den Patienten in Kauf genommen.

Behandlungsinhalte

Das engere Behandlungsteam besteht aus drei Ärzten, einem Psychologen, einer Psychologin/Musiktherapeutin und zwei Krankengymnastinnen mit manualmedizinischer und osteopathischer Ausbildung.

Schmerzpsychologie und Schmerzpsychotherapie kommen bei allen Patienten mit Beckenbodenschmerzen zum Einsatz, immer in Einzeltherapie. Die Behandlung beeinhaltet zunächst die Vermittlung der schmerztherapeutisch wirksamen und sich ergänzenden aktiven Entspannungs- und Sensibilisierungsverfahren zur Tiefenentspannung (progressive Muskelentspannung nach Jacobson, Atementspannung nach Middendorf/Tausch sowie ggf. auch aktive musiktherapeutische Verfahren). Mit diesem Spektrum von Verfahren wird eine Verbesserung der Psychomotorik, eine Optimierung psychovegetativer Prozesse im Sinne der Balance zwischen ergotropen und trophotropen Aktivitäten entsprechend des psychophysiologischen Stressmusters der Patienten und die innere Distanzierung vom Schmerzerleben angestrebt. Der Einsatz und die jeweilige Auswahl der angewendeten Interventionen und Verfahren geschieht unter einem grundlegend tiefenpsychologisch fundierten Verständnis des Patienten. Unter Berücksichtigung des biographischen Hintergrundes, der sozialen Lebensgeschichte sowie der aktuellen psycho-sozialen Situation des Patienten orientiert sich die Behandlung an ihrer prozessualen Entwicklung im Gesamt der tagesklinischen, multimodalen schmerztherapeutischen Maßnahmen, die jeweils aufeinander abgestimmt erfolgen. Seitens der Therapeuten ist hierzu eine Methodenvielfalt erforderlich, die sie in den Stand versetzt das gesamte Spektrum der verhaltenspsychologischen Methoden, die zur Schmerzdistanzierung dienen, gleichwohl tiefenpsychologisch geführt zu vermitteln.

Einzelne Verfahren sind dann auch psychotherapeutisch zu nutzen, zu einer Desomatisierung abgewehrter Affekte mit der „subversiven" Absicht [88], diese im engeren Sinne psychotherapeutisch bearbeitbar zu machen. Es erfolgt eine zentralnervöse und psychovegetative Stabilisierung, die den Boden für das körperliche Beschwerdebild darstellt. Danach kann dann beispielsweise die Arbeit an den traumatisch wirkenden und inzwischen längst verinnerlichten Bindungsproblemen im Sinne einer Psychotherapie erfolgen.

Mittels Biofeedbacksystemen (z. B. Biograph) ergibt sich besonders anfangs ein neutraler instrumenteller Zugang, der Skepsis und Abwehr der Patienten durch die sachliche Information über ihre körperlichen Reaktionen abbauen hilft. Durch die Interpretation der verschiedenen Messparameter ergeben sich mühelos Ansatzpunkte für weiterführende Gespräche. Die Ableitungen erfassen Oberflächen-EMG bis zu 6 Ableitungen, Hautleitfähigkeit als Ausdruck der sympathischen Erregung, Pulsfrequenz und -amplitude als Hinweis für die Durchblutung, Atemfrequenz und -amplitude. Insbesondere zeigt sich, dass für das Erlernen des Jacobson-Programmes die EMG-Hilfe unverzichtbar ist, da in der Regel nur 60% der Patienten von den gruppenvermittelten Programmen profitieren. Viele Schmerzpatienten entwickeln eine „sensomotorische Amnesie" mit verringerter Selbstwahrnehmung für Spannung und Entspannung, auch häufig nur regional oder im Seitenvergleich different. Biofeedback hilft, dies dem Patienten bewusst zu machen. Die verringerte Selbstwahrnehmung führt zu ständiger Selbstüberlastung. Diese Patienten profitieren nicht von Übungsprogrammen, es können stärkere Beschwerden durch Krankengymnastik ausgelöst werden, z. B. durch die isometrischen Beckenbodenprogramme.

Ziel der schmerzpsychologischen Behandlung ist es, den Patienten ein wirksames, verhaltensmedizinisches, emotionales und kognitives Instrumentarium zur Selbstkontrolle ihrer Schmerzzustände zu vermitteln und sie dazu anzuleiten, dieses Selbstbehandlungsprogramm in alltagsähnliche Situationen übertragen zu lernen. In vielen Fällen ergibt sich im Verlauf und für den Patienten zunehmend evident, dass eine psychotherapeutische Behandlung im engeren Sinne für ihn oder sie notwendig ist, der aber zuvor mit Unverständnis oder Ablehnung begegnet wurde. Wichtig ist, dass die Patienten im Verlauf Freude empfinden an der sensibleren Körperwahrnehmung und einer entsprechenden Verbesserung der psychomotorischen Abläufe: wahrzunehmen, wie sich die Muskeln entspannen, Atmung, Herzschlag und Blutdruck sich verringern und die periphere Durchblutung steigt. Diese Wahrnehmung führt zu einer Reprogrammierung mentaler Abläufe und optimiert die psychosomatischen Prozesse. Einseitige und schädliche Schmerzbewältigungsstrategien können erkannt und ersetzt werden in Richtung von mehr Aktivität statt sozialer Rückzug und körperlichem Schonverhalten.

Die *krankengymnastische* Behandlung erfolgt in Einzel- und Gruppenbehandlungen. Erstere für gezielte manualmedizinische und osteopathische Behandlungstechniken, vor allem auch für die immer wieder erforderliche Kontrolle der Befunde (z. B. Koordination der Atmung von Zwerchfell und Beckenboden). Bei einer Reihe von Patienten sind einzelne Funktionsstörungen gezielt zu beheben. Von großer Bedeutung sind aber auch die Gruppenprogramme wegen der Gruppendynamik und Motivation; inhaltlich werden Verfahren zur Selbstwahrnehmung und zur Fazilitation vermittelt wie die Methode nach Arlen und die so genannte Kurzfuß-Technik nach Janda. Das Beckenbodenprogramm weist den Patienten in die Kontrolle der Atmung ein, vermittelt gezielte muskuläre Entspannungstechniken und Automobilisationstechniken für Iliosakralgelenk und lumbosakralen Übergang. Dazu kommen weitere krankengymnastische Verfahren bis zur medizinischen Trainingstherapie. Wichtig ist die ständige Kontrolle der individuell vermittelten Übungsprogramme beim Patienten.

Von besonderer Bedeutung sind die beiden Teambesprechungen pro Woche: eine zwischen Krankengymnastinnen und Psychologen zum Austausch der Informationen über das Patientenverhalten und die Compliance, auch für den Umgang mit schwierigen Patienten. Hilfreich ist auch der Austausch über regionale Muskelprobleme der Patienten und deren Reaktionen im EMG-Biofeedback. Die Patienten erhalten Übungskassetten für Entspannungsverfahren, häufig auch Biofeedbackgeräte (vgl. Kapitel 2, Urologie, S. 18.

Bei der Besprechung des Gesamtteams wird die Entwicklung jedes Patienten diskutiert, wofür ausreichend Zeit zur Verfügung stehen muss.

Durchführung der Behandlung

Im Folgenden soll an Beispielen das unterschiedliche manualmedizinisch-osteopathische Vorgehen anhand der Ausbreitung von Dysfunktionen und Schmerz über die drei Ebenen vorgestellt werden (s. auch S. 39).

Erste Ebene: Störmuster im Beckenboden und Iliosakralgelenk.

Hierbei erfolgt zunächst eine Manipulation des ISG, eine Dekoaptation der Symphyse und eine myofasziale Lösungstechnik für drei der wichtigsten Muskeln: Mm. iliopsoas, piriformis und obturator externus, zusätzlich eine Lösung des Centrum tendineum. Anschließend Kontrolle des Beckenbodens auf Atemverschieblichkeit. Falls ausreichend, erhält der Patient ein krankengymnastisches Programm und wird nach 2 Wochen kontrolliert. Falls nicht ausreichend erfolgt noch in der ersten Sitzung eine myofasziale Lösungstechnik für das Steißbein von außen. Falls die anschließende Kontrolle keine Besserung der Beckenbodenatmung zeigt, weist das auf einen unvollständigen Befund hin, die Diagnostik muss erneut aufgenommen werden.

Theoretisch könnte ein Patient bei diesem einfachen Grad eines Störmusters mit einer Behandlung ausreichend versorgt sein. Eine Chronifizierung ist noch nicht eingetreten.

Zweite Ebene: Störmuster in Beckenboden, ISG, Symphyse und Steißbein.

Bei einer schmerzhaften Symptomatik des Steißbeines ist in der Regel ein längeres Behandlungsprogramm notwendig, da weitere asymptomatische Dysfunktionen zu erwarten sind. Die Behandlung muss den Bereich bis zum Zwerchfell einschließen, mit intensiven Übungsprogrammen für die Atmung, zur Verbesserung der Selbstwahrnehmung und Mobilisation (Arlen) und zur Fazilitation (Janda). Die osteopathische Behandlung sollte zunächst wie bei Ebene 1 erfolgen, dazu transanale Behandlung von Steißbein und Beckenboden, Überprüfung der Bauchmuskulatur und der viszeralen Aufhängungen, Lösungstechniken für M. obturator internus, die Adduktoren und ischiokrurale Muskulatur (Dehnungsprogramm). In der aufsteigenden Kette muss intensiv das Zwerchfell, meist auch die LWS behandelt werden.

Dritte Ebene: Störmuster symptomatisch in der kranial oder kaudal gerichteten Verkettung, wie z. B. Probleme an LWS, BWS und HWS, Kopf-/Nackenschmerzen und Gesichtsschmerzen. Mit Aufmerksamkeit sind hier auch die o. a. „funktionellen" Beschwerdeangaben des Patienten zu beachten, wie Globusgefühl, Dysphonie und Schluckbeschwerden, Atemnot- und Engegefühl und funktionelle Oberbauchbeschwerden; allerdings unter zwei Voraussetzungen. Einmal sollte ein zeitlicher Zusammenhang mit der Problematik bestehen und vor allen Dingen muss ein Befund vorhanden sein. Es werden nicht Schmerzen (oder Befindlichkeiten) behandelt, sondern isolierte Befunde. Die Behandlung gehört selbstverständlich in das multimodale Programm. Somatisierungen dürfen nicht verstärkt werden.

Historisch gesehen hat der „Vater der Psychosomatik", Georg Groddeck, seine Patienten grundsätzlich psychotherapeutisch und „mit einer speziellen Massage" behandelt, sogar in Übereinstimmung mit Freud.

Bei einer erheblichen Kokzygodynie sollte die Behandlung nicht lokal beginnen, da Schmerz und Symptomatik verstärkt werden können, sondern fernab: Detonisierung, vor allem von Zwerchfell, Temporomandibularregion, Beckenmuskulatur und intensives Programm für die Atmung; später vorsichtige externe und transanale Mobilisation, zusammen mit den Mm. obturator internus und coccygeus. Entsprechendes gilt auch für Störungen in der absteigenden Kette wie Leistenschmerzen, Trochanterbursitis, Knie- oder Fußschmerzen.

Grundsätzlich wichtig ist die Wirksamkeit der vorgenommenen Maßnahmen behandlungstäglich zu überprüfen, vor allem anhand einer koordinierten Atmung.

Bei Nichtansprechen der Behandlung ist stets der Befund zu kontrollieren, vor allem aber auch die Symptomatik immer wieder mit den Fachgebietsvertretern zu diskutieren. Häufig sind dann doch somatische Auslöser vorhanden: in Zusammenarbeit mit der koloproktologischen Abteilung zeigte sich, dass bei einer Reihe von Patienten mit Beckenbodenschmerz und erheblicher Obstipation, bei gleichzeitigem Vorliegen eines nicht zwingend operationsbedürftigen latenten Rektumprolaps, die Behandlung der im Vordergrund stehenden Sitzbeschwerden nicht gelang. Erst nach Sigmaresektion und Rektopexie war die myofasziale Therapie erfolgreich. Anders sind z.B. subverikale Obstruktionen urologisch zu therapieren.

Medikamentöse Behandlung

Grundsätzlich kommen alle Präparate in Frage, die auch sonst bei chronischen Nicht-Tumorschmerzen eingesetzt werden. Das Nebenwirkungspotenzial sollte niedrig sein und eine Schädigung auch bei langfristiger Durchführung nicht eintreten.

Folgende Substanzen können eingesetzt werden:
- Analgetika analog dem WHO-Schema, wobei die nichtsteroidalen Antiphlogistika eher als Intervallbehandlung für muskulo-skelettale Begleitkomponenten in Frage kommen, wegen der Nebenwirkungen aber nicht zur Dauerbehandlung. Zum Einsatz kommen Metamizol, Flupirtin und Paracetamol. Opioide der Stufe 2 sollten grundsätzlich in Retardform verabreicht werden, die Gabe von Opioiden der WHO-Stufe 3 ist ohne bisher vorliegende positive Untersuchungsergebnisse selten erforderlich, auch wegen des hohen Nebenwirkungspotenzials.
- Antidepressiva, Antikonvulsiva und membranstabilisierende Pharmaka sind bei neuropathischer Schmerzkomponente indiziert: von den Antidepressiva nur die klassischen Trizyklika, in niedrigster Dosierung von 5 mg beginnend (Nebenwirkung: Obstipation).

Mangels aussagekräftiger Studien und wegen der im Übrigen sehr mäßigen Therapieeffekte sind die Patienten auf diese Behandlungsversuche hinzuweisen (möglicherweise werden die bisher experimentell erfolgreich erprobten NMDA-Rezeptorantagonisten eine Verbesserung darstellen).

Weitere Therapiemöglichkeiten

In der Literatur sind zahlreiche Therapievorschläge gemacht woden, die ergänzend sinnvoll sein können, insbesondere bei akutem und nicht chronifiziertem Geschehen, die aber meist bei chronischem Beckenbodenschmerz unergiebig sind. Zu letzteren zählt das Beckenbodentraining: wenn bereits eine erhöhte Spannung im Beckenboden vorliegt, werden naturgemäß weitere isometrische Anstrengungen nicht helfen können. Auch bei leichter Inkontinenz erhöht der Patient in der Regel bereits den Tonus soweit bewusst möglich. Hier sollte immer versucht werden, zunächst Spannung und Entspannung mittels Selbstwahrnehmungstechniken bewusst zu machen und darauf ein Programm aufzubauen. Ggf. muss sogar eine Harninkontinenz erst operativ beseitigt sein, bevor die Patientinnen in der Lage sind, Spannungen abzubauen.

Von isolierter Manipulation des Steißbeines ist abzuraten, sie ist allenfalls im Frühstadium hilfreich; bei hochempfindlichem Steißbein sollte mit einer detonisierenden Therapie fernab begonnen werden.

TENS wird häufig empfohlen, ist aber allenfalls für gewisse neuropathische Schmerzkomponenten sinnvoll und in der Applikation schwierig.

Biofeedback hat gezielte Indikationen in den Fachbereichen (s. Kapitel 2, Urologie), von der Einzelanwendung bei Beckenbodenschmerz myofaszialer Genese ist wegen der meist komplexen Problematik kaum Besserung zu erwarten.

Triggerpunktinjektionen und Nervenblockaden werden im Schrifttum empfohlen (s. S. 34). In unserem Konzept ist allenfalls eine diagnostische Applikation denkbar.

Ziel unserer Bestrebungen ist es, die Situation des Patienten und seinen Umgang mit ihr zu verbessern, keinesfalls die Chronifizierung zu verstärken. Zu letzterem können Einzelmaßnahmen, insbesondere invasiver Art, aber führen, auch weil falsche Krankheitsüberzeugungen verstärkt werden.

Literatur

1. Andersson GBJ, Lucente T, Davis AM, Kappler RE, Lipton JA, Leurgans S (1999) A comparison of osteopathic spinal manipulation with standard care for patients with low back pain. N Engl J Med 341:1426-1431
2. Antolak SJ, Hough D, Pawlina W, Spinner RJ (2002) Anatomical basis of chronic pelvic pain syndrome: the ischial spine and pudendal nerve entrapment. Med Hypotheses 59:349-353
3. Applegate WV (1972) Abdominal cutaneous nerve entrapment syndrome. Surgery 71:118-123
4. Arendt-Nielsen L (1997) Induction and assessment of experimental pain from human skin, muscle and viscera. In: Jensen TS, Turner JA, Wiesenfeld-Hallin Z (eds) Progress in pain research and management, vol 8. IASP Press, Seattle, pp 393-425
5. Arendt-Nielsen L (2002) Implications of work-related muscle pain on sensory-motor interaction. Schmerz 16(Suppl 1):8
6. Arendt-Nielsen L, Svensson P (2001) Referred muscle pain: Basic and clinical findings. Clin J Pain 17:11-19
7. Arendt-Nielsen L, Graven-Nielsen T, Svarrer H, Svensson P (1995) The influence of low backpain on muscle activity and coordination during gait: a clinical and experimental study. Pain 64:231-240
8. Baker PK (1993) Musculoskeletal origins of chronic pelvic pain. Obstet Gynecol Clin North Am 20:719-742
9. Bodden-Heidrich R (2001) Chronische Unterbauchschmerzen – Ein multifaktorielles Krankheitsbild. Zentralbl Gynäkol 123:10-17
10. Bogduk N (1997) Musculoskeletal Pain: Toward Precision Diagnosis. In: Jensen TS, Turner JA, Wiesenfeld-Hallin Z (eds.) Progress in Pain Research and Management, vol 8. IASP Press, Seattle, pp 507-525
11. Bohr TW (1995) Fibromyalgia syndrome and myofascial pain syndrome. Do they exist? Neurologic Clin 13:365-384
12. Bonica JJ, Loeser JD (eds) (1990) The management of pain. Lea und Febiger, Philadelphia
13. Bumann A, Storm J, Plato G, Mah J (2000) Interdisciplinary treatment outcome in patients with chronic orofacial pain. Eur J Orthop 22:440-441
14. Burnett AL, Wesselmann U (1999) Neurobiology of the pelvis and perineum: principles for a practical approach. J Pelvic Surg 5:224-232
15. Campbell F, Collett BJ (1994) Chronic pelvic pain (editorial). Br J Anaesth 73:571-573
16. Carey TS, Garrett J, Jackman A, McLaughlen C, Freyer J, Schmucker DR (1995) The outcomes and costs of care for acute low back pain among patients seen by primary care practitioners, chiropractors and orthopaedic surgeons. N Engl J Med 333:913-917
17. Cervero F (1995) Visceral pain: mechanisms of peripheral and central sensitization. Ann Med 27:235-239
18. Cervero F (2002) Mechanisms of visceral pain. In: Giamberardino MA (ed) Pain 2002 – An updated review. IASP Press, Seattle, pp 403-411
19. Curatolo M, Bogduk N (2001) Pharmacologic pain treatment of musculo-skeletal disorders: current perspectives and future prospects. Clin J Pain 17:25-32
20. Drechsel U (2001) Myofaszialer Schmerz. In: Zenz M, Jurna I (Hrsg) Lehrbuch der Schmerztherapie, 2. Aufl. Wissenschaftliche Verlagsgesellschaft, Stuttgart, S 611-623
21. Drechsel U, Nagel B (2002) Körperliche Untersuchungsbefunde. In: Gralow I (Hrsg) Schmerztherapie Interdisziplinär. Schattauer, Stuttgart, S 58-65
22. Dvorak J, Dvorak V, Schneider W, Spring H, Tritschler T (1997) Manuelle Medizin – Diagnostik. Thieme, Stuttgart

23. Fishbain DA (2003) Aspects of the chronic pain history and its application to treatment decisions. In: Jensen TS, Wilson PR, Rice ASC (eds) Clinical pain management – chronic pain. Arnold, London, pp 63–88
24. Fishbain DA, Cutler R, Rosomoff HL, Rosomoff RS (1997) Chronic pain associated depression: antecedent or consequence of chronic pain: A review. Clin J Pain 13:116–137
25. Flor H, Fydrich T, Turk DC (1992) Efficacy of multidisciplinary pain treatment centers: A meta-analytic review. Pain 49:221–239
26. Frisch H (1991) Programmierte Untersuchung des Bewegungsapparates, 4. Aufl. Springer, Heidelberg
27. Gerbershagen HU (1986) Organisierte Schmerzbehandlung – Eine Standortbestimmung. Internist 27:459–469
28. Gerbershagen HU (1996) Das Mainzer Stadienkonzept des Schmerzes: Eine Standortbestimmung. In: Klingler D, Morawetz R, Thoden U, Zimmermann M (Hrsg) Antidepressiva als Analgetika. Arachne Verlag, Wien, S 71–95
29. Gerlach HJ, Lierse W (1990) Functional construction of the superficial and deep fascia system of the lower limb in men. Acta Anat 139:11–25
30. Gerwin RD, Shannon S, Hong CZ, Hubbard D, Gevirtz R (1997) Interraterreliability in myofascial trigger point examination. Pain 69:65–73
31. Giamberardino MA (2000) Visceral Hyperalgesia. In: Devor M, Rowbotham MC, Wiesenfeld-Hallin Z (eds) Progess in pain research and management, Vol 16. IASP Press, Seattle, pp 523–549
32. Giamberardino MA (2002) Urogenital pain and phenomena of viscero-visceral hyperalgesia. Pain 2002 – An updated review. IASP Press, Seattle, pp 413–421
33. Giamberardino MA, Vecchiet L (1995) Visceral pain, referred Hyperalgesia and outcome: new concepts. Eur J Anaestesiol 12:61–66
34. Giamberardino MA, de Bigontina P, Martegiani C, Vecchiet L (1994) Effects of extracorporal shock-wave lithotripsy on referred hyperalgesia from renal/ureteral calculosis. Pain 56:77–83
35. Giamberardino MA, Valente R, de Bigontina P, Vecchiet L (1995) Artificial uretheral calculosis in rats: behavioral characterisation of visceral pain episodes and their relationship with referred lumbar muscle hyperalgesia. Pain 61:459–469
36. Giamberardino MA, De Laurentis S, Affaitati G, Lerzer R, Lapenna D, Vecchiet L (2001) Modulation of pain and hyperalgesia from the urinary tract by algogenic conditions of the reproductive organs in women. Neurosci Lett 304:61–64
37. Giamberardino MA, Berkley KJ, Affaitati G, Lerzer R, Centurione L, Lapenna D, Vecchiet L (2002) Influence of endometriosis on pain behaviours and muscle hyperalgesia induced by ureteral calculosis in female rats. Pain 95:247–257
38. (entfällt)
39. Graven-Nielsen T, Arendt-Nielsen L, Svensson P, Jensen TS (1997) Quantification of local and referred muscle pain in humans after sequential i.m. injections of hypertonic saline. Pain 69:111–117
40. Greenman PE (1987) Models and mechanisms of osteopathic manipulative medicine. Osteopathic Med News 4 (5):1–20
41. Greenman PE (1998) Lehrbuch der Osteopathischen Medizin. Haug-Verlag, Heidelberg
42. Gschossmann JM, Häuser W, Wesselmann U, Holtmann G (2002) Diagnostische Kriterien von und therapeutische Strategien bei Schmerzen des Magen-Darm-Trakts und der Beckenorgane. Schmerz 6:476–480
43. Gunn CC, Milbrandt E (1978) Early and subtle signs of low back pain. Spine 3:267–273
44. Günthert EA (1999) Urogenitalsyndrom – Beckenbodenmyalgie: Prostatodynie, Prostatopathie, „Prostatitis". Der Urologe 39:18–22
45. Günthert EA (2002) Somatisierungsstörungen im Urogenitalbereich. Der Urologe 41:602–610
46. Hackett GS (1958) Ligament and tension relaxation treated by prolotherapy. Thomas Springfield, Illinois, pp 27–36
47. Hansen K, Schliack H (1962) Segmentale Innervation. Ihre Bedeutung für Klinik und Praxis. Thieme, Stuttgart
48. Häuser W, Lempa M, Jänig W (2002) Bauchschmerzen – Ein Stiefkind der Schmerztherapie und Forschung? Schmerz 6:425–428
49. Häuser W, Grandt D (2002) Psychosomatik viszeraler Schmerzsyndrome. Schmerz 6:460–466
50. Hawk C, Long CR, Reiter R, Davies CS, Cambron JA, Evan R (2002) Issues in planning a placebo-controlled trial of manual methods: results of a pilot study. J Altern Complement Med 8:5–6
51. Head HA (1898) Die Sensibilitätsstörungen der Haut bei Visceralerkrankungen. Hirschwald, Berlin
52. Herrero JF, Laird JMA, Lopez-Garcia JA (2000) Wind-up of spinal cord neurones and pain sensation: much ado about something? Progr Neurobiol 61:169–203
53. Hetrick D, Ciol MA, Turner JA, Rothmann I, Frest M, Berger R (2003) Musculoskeletal dysfunction in men with chronic pelvic pain syndrome type IIIa and IIIb: Case control study. Im Druck

54. Howel JD (1999) The paradox of osteopathy. N Engl J Med 341:1465-1468
55. Jänig W (1993) Spinal visceral afferents, sympathetic nervous system and referred pain. In: Vecchiet L, Albe-Fessard D, Lindblom U, Giamberardino MA (eds) New trends in referred pain and hyperalgesia. Pain research and clinical management, vol 7. Elsevier Publishers, Amsterdam, pp 83-98
56. Jänig W, Häbler HJ (2002) Physiologie und Pathophysiologie visceraler Schmerzen. Schmerz 16:429-446
57. Jensen ST, Wilson PR, Rice ASC (eds) (2003) Clinical Pain Management - Chronic Pain. Arnold, London
58. Kames LD, Rapkin AJ, Naliboff BD, Afifi S, Ferrer-Brechner T (1990) Effectiveness of an interdisciplinary pain management programme for the treatment of chronic pelvic pain. Pain 41:41-46
59. Klonoff EA, Landrine H, Brown M (1993) Appraisal and response to pain may be a function of its bodily location. J Psychosom Res 37:661-670
60. Lauersen RJ, Graven-Nielsen T, Jensen TS, Svensson P, Arendt-Nielsen L (1998) Referred pain is dependent on sensory input from the periphery: a psychophysical study. Eur J Pain 1:261-269
61. Lewit K (1999) Chain reactions in the locomotor-system in the light of coactivation patterns based on the developmental neurology. J Orthopaedic Med 21:52-57
62. Linton SJ (1997) A population-bases study of the relationship of sexual abuse and backpain: establishing a link. Pain 73:47-53
63. Linton SJ (2002) A prospective study of the effects of sexual or physical abuse on backpain. Pain 96:347-351
64. Main CJ, Waddell GA (1998) Reappraisal of the interpretation of „nonorganic signs". Spine 23: 2367-2371
65. Mathias SC, Kuppermann M, Liberman RF, Lipschutz RC, Steege JF (1996) Chronic pelvic pain: Prevalence, health-related quality of life, and economic correlates. Obstet Gynecol 87: 321-327
66. Mense S (1993) Neurobiologische Mechanismen der Übertragung von Muskelschmerz. Schmerz 7:241-249
67. Mense S (1999) Neurobiologische Grundlagen von Muskelschmerz. Schmerz 13:3-17
68. Mense S (1999) Neue Entwicklungen im Verständnis von Triggerpunkten. Man Med 37: 115-120
69. Musial F (2002) Psychophysiologie des Eingeweideschmerzes. Schmerz 16:452-459
70. Nadler RB (2002) Bladder training, biofeedback and pelvic floor myalgia. Urology 60:42-43
71. Ostensen M, Schei B (1997) Sociodemographic characteristics and gynecological disease in fourty to fourtytwo year old women reporting musculo-skeletal disease. Scand J Rheumatol 26:426-434
72. Paoletti S (2001) Faszien. Urban und Fischer, München
73. Peters AAW, Van Dorst E, Jellis H (1991) A randomized clinical trial to compare two different approaches in women with chronic pelvic pain. Obstet Gynecol 77:740-744
74. Pfeifer T, Fitz WFK (1989) Das Piriformis-Syndrom. Z Orthop 127:691-694
75. Plato G, Kopp S (1996) Das Dysfunktionsmodell. Man Med 34:1-10
76. Plato G, Kopp S (1999) Kiefergelenk und Schmerzsyndrome. Man Med 37:143-151
77. Procacci P, Zoppi M, Maresca M (1986) Clinical approach to visceral sensation. In: Cervero F, Morrison JFB (eds) Visceral sensation, Progress in brain research, vol 67. Elsevier, Amsterdam pp 21-28
78. Proctor ML, Hing W, Johnsson TC, Murphy PA (2001) Spinal manipulation for primary and secondary dysmenorrhoea. Cochrane Database Sys Rev 4:CD0021119
79. Radjieski JM, Lurnley MA, Cantieri MF (1998) Effect of osteopathic manipulative treament on length of stay for pancreatitis: a randomized study. J Am Osteopath Assoc 98:264-272
80. Rapkin AJ (1990) Neuroanatomy, Neurophysiology and Neuropharmacology of pelvic pain. Clin Obstet Gynecol 33:119-129
81. Raspe H, Hüppe G (2002) „Amplifikation" als neues Konzept zum Assessment von Chronifizierungsprozessen. Schmerz 16(Suppl 1):46-47
82. Reiter RC (1998) Evidence-based management of chronic pelvic pain. Clin Obstet Gynecol 41:422-435
83. Reiter RC, Gambone JC (1990) Demographic and historical variables in women with chronic pelvic pain. Obstet Gynecol 75:428-432
84. Reiter RC, Gambone JC (1991) Nongynecologic somatic pathology in women with chronic pelvic pain and negative laparoscopy. J Reprod Med 36:253-259
85. Savidge C, Slade P (1997) Psychological aspects of chronic pelvic pain. J Psychosom Res 42: 433-444
86. Schöps P, Siebert U, Azad SCh, Friedler AM, Beyer A (2000) Diagnostische Kriterien und neue Klassifikation des Halswirbelsäulen-Syndroms. Schmerz 14:160-175
87. Schroeder B, Sanfilippo JS, Hertweg SP (2000) Muscoskeletal pelvic pain in pediatric and ado-

lescent gynecology practice. J Pediatr Adolesc Gynecol 13:90–96
88. Seemann H (1998) Freundschaft mit dem eigenen Körper schließen. Über psychosomatische Schmerzen. Pfeiffer Verlag, München
89. Silverman DHS, Munakata JA, Ennes H (1997) Regional cerebral activity in normal and pathological perception of visceral pain. Gastroenterology 112:64–72
90. Slocumb JC (1984) Neurologic factors in chronic pelvic pain: Trigger points and the abdominal pelvic pain syndrome. Am J Obstet Gynecol 149:536–540
91. Slocumb JC (1990) Chronic somatic, myofascial and neurogenic abdominal pelvic pain. Clin Obstet Gynecol 33:145–153
92. Sohn N, Weinstein MA, Robbins RD (1982) The levator syndrome and its treatment with high-voltage electrogalvanic stimulation. Am J Surg 144:580–582
93. Sola AE, Bonica JJ (1990) Myofascial pain syndromes. In: Bonica JJ, Loeser JD (eds) The Management of Pain, 2nd ed. Lea and Febiger, Philadelphia, pp 352–367
94. Srinivasan R, Greenbaum DS (2002) Chronic abdominal wall pain. A frequently overlooked problem. Am J Gastroent 97:824–830
95. Stones RW, Mountfield J (2002) Interventions for treating chronic pelvic pain in women. The Cochrane Library Issue 3. Oxford: Update Software
96. Svensson P, Arendt-Nielsen L, Houe L (1995) Sensory-motor interactions of human experimental unilateral jawmuscle pain: a quantitative analysis. Pain 64:241–249
97. Travell JG, Simons DG (1983/1992) Myofascial Pain and Dysfunction. The Trigger Point Manual, vol 1 & 2. Williams and Wilkins, Baltimore
98. Upledger JE, Vredevoogd JD (1996) Lehrbuch der Craniosacraltherapie, 3 Aufl. Haug-Verlag, Heidelberg
99. Vecchiet L, Giamberardino MA (1998) Clinical and pathophysiological aspects of visceral hyperalgesia. In: de Vera JA, Parris W, Erdine S (eds) Management of pain. A world perspective III. Bologna, Monduzzi, pp 214–230
100. Vecchiet L, Giamberardino MA, de Bigontina P (1992) Referred pain from viscera: when the syptom persists despite the extinction of the visceral focus. In: Sicuteri F, Terenius L, Vecchiet L, Maggi CA (eds) Advances in pain research and therapy, vol 20. New York, Raven Press, pp 101–110
101. Weinstein SM (1994) Physical examination. In: Ashburn MA, Rice LJ (eds) The Management of Pain. Churchill Livingstone, New York, pp 17–23
102. Weiss JM (2001) Pelvic floor myofascial triggerpoints: manual therapy for interstitial cystitis and the urgency-frequency syndrome. J Urol 166:2226–2231
103. Wesselmann U (2001) Neurogenic inflammation and chronic pelvic pain. World J Urol 19:180–185
104. Wesselman U (2002) Klinik und Pathophysiologie der Schmerzen der Beckenorgane bei der Frau. Schmerz 6:467–475
105. Wesselmann U, Lai J (1997) Mechanisms of referred visceral pain: Uterine inflammation in the adult virgin rat results in neurogenic plasma extravasation in the skin. Pain 73: 309–317
106. Wesselmann U, Burnett AL, Heinberg LJ (1997) The urogenital and rectal pain syndromes. Pain 73:269–294
107. Whitehead WE, Pulsson O, Johnes KR (2002) Systematic review of the comorbidity of the irretable bowel syndrome with other dysorders: what are the causes and implications? Gastroenterology 122:1140–1156
108. Zenz M, Jurna I (2001) Lehrbuch der Schmerztherapie, 2. Aufl. Wissenschaftliche Verlagsgesellschaft, Stuttgart
109. Zermann DH (2001) Der chronische Beckenschmerz – Pathophysiologie, Diagnostik und Therapie. Aktuell Urol 32:62–68
110. Zermann DH, Ishigooka M, Schubert J, Schmidt RA (2000) Perispincteric injection of botulinum toxin type A. A treatment option for patients with chronic prostatic pain? Eur Urol 38:393–399
111. Zondervan KT, Yudkin PL, Vesey MP, Jenkinson CP, Daves MG, Barlow DH, Kennedy SH (2001) Chronic pelvic pain in the community – symptoms, investigations and diagnoses. Am J Obstet Gynecol 184:1149–1155

4 Der chronische Beckenbodenschmerz aus der Sicht der Psychosomatik

H.-J. Berberich

Einleitung

Die Ursache des CPPS beruht bei vielen Patienten mindestens zu einem großen Teil auf einer psychischen (Mit-)Ursache.

Männliche Unterbauchbeschwerden mit einem vielschichtigen Symptomkomplex sind ein häufiges Krankheitsbild in der urologischen Praxis.

Dieser Symptomkomplex umfasst folgende Beschwerdebilder:
- Druckgefühl im Damm,
- ziehende Beschwerden in den Leisten, die zum Teil in die Hoden ausstrahlen,
- vermehrter Harndrang, mitunter erschwerte, verlangsamte Blasenentleerung,
- Brennen in der distalen Harnröhre,
- Nachträufeln,
- Druckgefühl oder Brennen hinter dem Schambein,
- Spannungsgefühl in der Dorsolumbal- sowie in der Sakralregion.

Wurden bislang Unterleibsbeschwerden hauptsächlich Frauen zugeschrieben, konnte demgegenüber eine Befragung des Berliner Instituts für Sozialforschung, die 1998 im Auftrag der Abteilung für Medizinische Psychologie und Medizinische Soziologie der Universität Leipzig durchgeführt wurde, aufzeigen, dass vergleichsweise sehr viele Männer an Unterleibsbeschwerden leiden [5].

Bis vor wenigen Jahren war es in der Urologie üblich, diese Beschwerden samt und sonders der Prostata zuzuordnen, obwohl es hierfür keine pathosphysiologische Grundlage gibt. Häufig findet sich bei Patienten mit einem CPPS anamnestisch ein organisches Krankheitsgeschehen im Beckenbereich, z.B. eine Prostatitis, jedoch ohne dass eine kausale Beziehung zur Auslösung eines CPPS beweisend möglich ist. Der neue Prostatitis Klassifikationsvorschlag der NIH (Tabelle 4.2) hat zwar den irreführenden Begriff „Prostatodynie" für den genannten Beschwerdekomplex fallen lassen, dennoch ist deren Auflistung in einem „Prostatitisschema" nicht sehr sinnvoll.

Bei der Mehrzahl der Patienten mit den genannten Beschwerden lassen sich mit den herkömmlichen Methoden (4-Gläserprobe, Ejakulatkultur) keine entzündlichen Parameter nachweisen (vgl. Kapitel 2).

Für die Ursachen der chronischen Prostatitis werden mehrere Erklärungsmodelle (Hochdruckmiktion, intraprostatischer duktaler Reflux, Mikroorganismen, autoimmunologische Vorgänge, chemische Entzündungsreaktion), angeboten, denen es jedoch meist an einer schlüssigen Beweisführung mangelt [14].

Tabelle 4.1. Gießener Beschwerdebogen (GBB), 24 Männer (n = 895)

Skala Ausscheiden	
Drang zum Wasser lassen	7,3%
Schmerzen bei der Stuhlentleerung	7,2%
Jucken und Brennen im After	5,6%
Ungewollter Abgang von Urin	6,4%
Verstopfung	5,9%
Geblähter Bauch	4,6%
Skala Unterleibsschmerzen	
Ziehen im Unterleib	21,7%
Druckgefühl im Unterleib	7,8%
Krämpfe im Unterleib	10,0%
Unterleibsschmerzen	9,3%
Verspannung im Unterleib	8,7%
Druck hinter dem Schambein	15,9%

Tabelle 4.2. NIH – Prostatitisklassifikation

Kategorie	Bezeichnung	Erläuterung
I	akute bakterielle Prostatitis	akute bakterielle Prostatitis
II	chronisch bakterielle Prostatitis	chronisch bakterielle Infektion
III	chronisch bakterielle Prostatitis/chronisches Schmerzsyndrom des Beckens	keine nachweisbaren Erreger
IIIa	entzündliches chronisches Schmerzsyndrom des Beckens	erhöhte Leukozytenzahl im Prostataexprimat, Exprimaturin und Ejakulat
IIIb	nicht entzündliches chronisches Schmerzsyndrom des Beckens	keine erhöhte Leukozytenzahl im Prostataexprimat, Exprimaturin und/oder Ejakulat
IV	asymptomatische entzündliche Prostatitis	keine Symptome, Nachweis von Entzündungszellen in der Prostatabiopsie, erhöhte Leukozytenzahl im Prostataexprimat, Exprimaturin und/oder Ejakulat

Dennoch bestand und besteht in der Regel die Therapie der ersten Wahl in der Verabreichung eines Antibiotikums. Die meisten Autoren befürworten auch heute noch zumindest einen antibiotischen Behandlungsversuch von zwei Wochen [14]. Diese „Behandlungsstrategie" folgt eher dem Motto „ut aliquid fiat" als den Kriterien einer Evidence-based-medicine. Offenbar sind sich die Befürworter dieser pragmatischen Vorgehensweise der Gefahr einer iatrogenen Organfixierung nicht bewusst. Da die Patienten mit einem CPPS aus diversen Gründen dazu neigen, häufig den Arzt zu wechseln, bleibt es in der Alltagspraxis eben nicht bei *einem* antibiotischen Behandlungsversuch, sondern es wird daraus leicht eine Serie. Eine psychosomatische Herangehensweise bei Patienten mit diesem Beschwerdekomplex hilft, nicht in diese Falle zu laufen.

Schmerz und Psyche

Engel wies bereits 1959 [7] in seiner Studie über die Psychosomatik des Schmerzes darauf hin, dass sich bereits bei der Symptombeschreibung durch den Patienten erkennen lässt, ob ein Schmerz eher eine somatische oder eher eine psychogene Ursache hat. Je einfacher und klarer eine Schmerzbeschreibung erfolgt, je mehr sie mit den anatomischen Gegebenheiten übereinstimmt, desto eher ist eine organische Ursache anzunehmen. Je bildhafter, plastischer und insgesamt vager der Schmerz dargestellt wird und je mehr er sich von organischen Gegebenheiten entfernt, desto eher kann man eine psychogene Ursache vermuten (listen to the patient ...!). In der Regel relativieren Patienten mit einem CPSS bei näherem Befragen den Begriff Schmerz.

Günthert bemerkt zu Recht, dass es zutreffender wäre, von chronischen Beckenbeschwerden statt von Schmerz zu sprechen [11]. Wir verwenden jedoch im Folgenden weiter den Begriff CPSS (Chronic Pelvic Pain Syndrom), da er sich in der internationalen Literatur eingebürgert hat.

Nach den klinischen Beobachtungen von Malow [1] sind Personen mit nicht eindeutig organisch erklärbaren Schmerzen weniger gut in der Lage, zwischen unterschiedlich intensiven Schmerzreizen zu unterscheiden. Ursache hierfür sind meistens Angstgefühle. Diese bewirken eine verstärkte Tendenz, Körpersignale ls schmerzhaft zu interpretieren. Kein anderes ʾhänomen wird so sehr von seelischen Faktoren mitbedingt wie der Schmerz. Während Ängste und Befürchtungen ihn verstärken, können Ablenkungen ihn abmildern oder gar völlig vergessen lassen.

Menschliche Zuwendung wirkt ebenfalls schmerzlindernd.

Ist ein Kind zum Beispiel hingefallen, hat Schmerzen und drückt dies durch sein Verhalten, z. B. durch Weinen, aus, löst dies bei der geliebten Person, dem sog. Objekt (z. B. der Mutter), in der Regel Zuwendung aus: Das weinende Kind wird aufgenommen und getröstet. Kurz danach hört es dann meistens zu weinen auf.

Von der Plazeboforschung [3] wissen wir, dass diese bei erregten Personen eine größere analgetische Wirkung haben als bei ruhigen Patienten. Zum Medikament tritt hier die Wirkung durch das schützende Objekt hinzu.

Die Plazebowirkung geht also weniger von der Tablette als von dem sich zuwendenden Arzt aus. Die Plarebowirkung beruht zum Teil auf der Freisetzung von Endorphinen. Letzteres ist auch der Grund, warum mitunter während körperlichen Auseinandersetzungen Verletzungen nicht sofort als schmerzhaft empfunden werden sondern meist erst nach ihrer Beendigung, wenn auch der Erregungszustand abgeklungen ist. Bereits als Kinder lernen wir auch den Zusammenhang zwischen Schmerz und Aggression. Wir erfahren, dass wir durch aggressive Handlungen anderen Schmerzen zufügen können, und dass die Anderen uns bei gewissen Verhaltensweisen uns Schmerzen zufügen. Dies kann dazu führen, dass bereits aggressive Gedanken mit Schmerzen in Verbindung gebracht werden. Diese werden dann als Busse erlebt.

▪ Somatoforme autonome Funktionsstörungen des Urogenitalsystems

Mit dem ICD 10 wurden auch für die Psychosomatik verbindliche, deskriptiv orientierte Diagnosen eingeführt. Der chronische Beckenbodenschmerz lässt sich unter der Rubrik der so genannten somatoformen Beschwerdebilder (ICD10: F45/F45.34) einreihen.

Um eine Somatisierungsstörung handelt es sich, wenn eine Patient
▪ mindestens 2 Jahre unter mehrfachen Körperbeschwerden leidet, ohne dass ein organischer Befund vorliegt, der diese Beschwerden hinreichend erklärt,
▪ ein Leidensdruck besteht und er deshalb mehrfach einen Arzt aufsucht und
▪ die ärztlichen Feststellung, dass keine körperlichen Ursachen vorliegen, nur kurzfristig oder überhaupt nicht akzeptiert werden [13].

Sind die genannten Kriterien nur unvollständig erfüllt (<2 Jahre, Beschwerden nur in einer Körperregion), bezeichnet man die Beschwerden als undifferenzierte Somatisierungsstörungen (ICD10: F45.1). Von einer somatoformen Schmerzstörung (ICD10: F45.34) spricht man bei einem andauernden, als quälend erlebten Schmerz, bei dem trotz wiederholter ärztlicher Untersuchung keine organische Ursache gefunden wird, die diesen hinreichend erklärt.

▪ Chronischer Beckenbodenschmerz mit konversionsneurotischem Hintergrund

Unter Konversion versteht man den körpersprachlichen Ausdruck eines oft unbewussten, ungelösten Konfliktes. Es handelt sich um ein so genanntes Ausdruckphänomen. Nach Freud stellt das Symptombild den Lösungsversuch eines Konfliktes dar und verfolgt einen psychoökonomischen Zweck, nämlich die Vermeidung von unangenehmen Affekten. Nach Freud ist die Symptomatik mit sexuellen Konflikten verbunden, die auf der ödipalen Ebene liegen. Freud sah das Konversionsmodell nicht als allgemeingültiges Modell für die Entstehung psychosomatischer Krankheiten an.
In diesem Sinne kann ein chronischer Beckenbodenschmerz Ausdruck eines ungelösten Sexualkonflikts sein.

▪ Der klinische Fall: Ein 63-jähriger, pensionierter Beamter suchte mich auf Empfehlung eines urologischen Kollegen in meiner Sprechstunde auf.

Er litt seit mehr als 20 Jahren an ziehenden Schmerzen in der Leistengegend mit Ausstrahlung in beide Hoden. „Wie ein Stromschlag schieße der Schmerz in den Hoden hinein vor allem, wenn er sich dabei erwische, dass er einer hübschen jungen Frau nachschaue." Außerdem habe er Schmerzen im Dammbereich. Er leide unter häufigem imperativen Handrang, die Nykturiefrequenz gab er mit 8- bis 11-mal pro Nacht an. Vom „Vorgänger" des überweisenden Kollegen war der Patient über 20 Jahre auf „Prostatitis" behandelt worden.

Bei der Durchsicht der Unterlagen war ihm aufgefallen, dass bei den zahlreichen Laboruntersuchungen keine Befunde erhoben worden waren, die für ein entzündliches Geschehen der Prostata sprachen. Außerdem fiel ihm der Patient durch sein hypochondrisches Verhalten auf. Wegen seiner gesundheitlichen Probleme war er vorzeitig in den Ruhestand versetzt worden. Zuletzt war er stellvertretender Leiter einer hessischen Finanzbehörde gewesen.

Der Patient hatte schon mehrfach in hoher Dosis Antibiotika erhalten, die immer nur kurzfristig zu einer Beschwerdebesserung geführt hatten. Letzteres bestärkte den Patienten nur in seinen Befürchtungen, dass er ernsthaft erkrankt sei. Er verstand es, die behandelnden Ärzte zu immer weitergehenden Untersuchungen zu bewegen. So hatte man wegen der ziehenden Schmerzen im Hoden eine NMR angesetzt. Auf meinen Hinweis, dass ich bei ihm keine organpathologische Veränderung am Hoden feststellen könne, geschweige denn der Verdacht auf einen Hodentumor vorliege, reagierte er mit den Worten: „Nachdem er jetzt eine so tolle Untersuchung bekommen solle, wolle er sie sich auch machen lassen." Im Verlaufe des Gesprächs beklagte er sich über die „großzügigen" Titelseiten der Illustrierten. Ihr Anblick würden bei ihm ziehende Unterleibsbeschwerden hervorrufen. Fragen nach seinem Sexualleben beantwortete er mit der Bemerkung: Er hätte wissen müssen, dass Frauen dies ab und zu bräuchten. Er nehme an, dass man ihn im Krankenhaus absichtlich durch eine junge Ärztin habe untersuchen lassen, um ihn zu testen.

Seine Frau, mit der er seit vielen Jahren verheiratet war und mit der er auch eine gemeinsamen Tochter hatte, beschrieb er folgendermaßen: *„Er habe seine Frau nicht verdient. Sie sei ja so edel und im Rahmen der evangelischen Kirchengemeinde sozial sehr aktiv."*

Eine seiner derzeit größten Befürchtungen sei, dass er vor ihr sterbe und sie sich dann nicht neben ihm in dem Familiengrab beerdigen lassen werde, das er gerade gekauft habe. Die Tatsache, dass seine Tochter unehelich mit einem Ausländer zusammenlebe, missfiel ihm sehr. Dies entspreche nicht seinen Vorstellungen von Sitte und Moral. Er habe deshalb kaum noch Kontakt zu ihr.

Da er unter anderem über eine sehr hohe Nykturiefrequenz (bis zu 11-mal pro Nacht) klagte, bat ich ihn, ein Miktionsprotokoll anzufertigen. Bei der darauf folgenden Begegnung überreichte er mir ein maschinegeschriebenes Protokoll, das die Überschrift *„Kontrollzeitbeginn"* trug und auf dem auf die Minute die nächtlichen Toilettengänge und die entleerten Urinmengen auf den Milliliter genau verzeichnet waren.

Das Protokoll endete mit dem Vermerk *„Kontrollzeitende".*

Bei einer späteren Begegnung erzählte er mir von zwei Träumen, die sich mehrfach wiederholen würden. Im *ersten* Traum würden junge Soldaten gemustert, die danach sofort an die Front kämen. Schließlich würde ihn eine Ärztin zu sich winken und ihm einen Schleichweg aus der Kaserne zeigen, damit er nicht zur Front müsse. Er erzählte mir, dass er als junger Soldat am Kriegsende desertiert sei. Dies mache ihm heute noch zu schaffen.

Im *zweiten* Traum stünde er mit erigiertem Glied nackt vor seiner Mutter und rufe „Da hast du's, da hast du's!" Plötzlich verwandle sich das Gesicht seiner Mutter in das seiner Tochter.

■ **Kommentar:** Offenbar handelt es sich hier um eine frühe sexuelle Entwicklungsstörung auf ödipaler Ebene, möglicherweise mit inzestuösem Hintergrund. Wegen der einengenden Moralvorstellungen, die mit seinen Bedürfnissen im Konflikt liegen, konnte der Patient keine reife sexuelle Beziehung entwickeln. Auffällig ist hier, dass der Schmerz vor allem dann auftritt, wenn verpönte Wünsche (hier sexuelle Erregung) oder Affekte abgehalten werden müssen. Die Wahl und Lokalisation der Symptome ist ein Ausdruck der verpönten Wünsche. Der Schmerz stellt einen Kompromiss zwischen diesen Wünschen und den sie unterdrückenden ethischen und moralischen Persönlichkeitsanteilen dar. Die Symptome haben eine stabilisierende Funktion.

Eine rein symptomatische Behandlung des Patienten muss deshalb scheitern. Während unserer Begegnungen reduzierte sich die Miktionsfrequenz zwar auf 3-mal pro Nacht, andererseits wurden in dieser Zeit die hypochondrischen Ängste auf ein anderes Organgebiet verlagert. Der Patient unterzog sich aus Furcht vor einem „latenten Glaukom" zwischenzeitlich einer Laserbehandlung am Auge.

Der geschilderte Fall sprengt eindeutig die Möglichkeiten der psychosomatischen Grundversorgung. Hier ist eine psychotherapeutische Behandlung indiziert.

Erst wenn eine stabile Arzt-Patienten-Beziehung hergestellt ist, kann der Patient es wagen, seine Symptome zu hinterfragen. Die Behandlung solcher Patienten gleicht einer Gratwanderung: Auf der einen Seite kann es durchaus sinnvoll sein, die Symptome z.B. mit physikalischen Mitteln zu behandeln, unter anderem auch, um die Arzt-Patienten-Beziehung zu stabilisieren, auf der anderen Seite sollte man ein „mitagieren" vermeiden, indem man dem Wunsch des Patienten nach somatischer Therapie nicht ständig weiter entgegen kommt.

■ Hypochondrische Reaktion und chronischer Beckenbodenschmerz

Leitsymptome der hypochondrischen Störung (ICD10: F45.2) sind:
■ die anhaltende Überzeugung an einer körperlichen Erkrankung zu leiden oder die Beschäftigung mit einer angenommenen Entstellung (z.B. einer Penisverkrümmung) von länger als 6 Monaten,
■ eine andauernde Beeinträchtigung des Alltags aufgrund dieser Befürchtungen und wiederholtes Aufsuchen von Ärzten,
■ keine oder nur kurzfristige Akzeptanz der ärztlichen Erklärung, dass keine körperliche Erkrankung besteht [13].

Hypochondrie zeichnet sich durch eine übermäßige Beschäftigung mit dem eigenen Körper und möglicher Krankheiten aus. Ein hypochondrischer Patient betrachtet seinen Körper wie eine pflegende Mutter ihr Kind.

Wahrnehmung und Interpretation von Körpervorgängen haben sich stark geändert. Bei solchen Patienten kann eine tatsächliche oder organische Erkrankung im Bereich des Beckens, z.B. eine Prostatitis zu einer erhöhten Aufmerksamkeit gegenüber allen Vorgängen in dieser Körperregion führen. Die minutiöse Beschreibung ihrer Symptome ist für diese Patienten charakteristisch. Diese werden oft als Anzeichen einer schweren Erkrankung, z.B. Krebs gedeutet. Der Patient fürchtet, dass sein Körper sich seiner Kontrolle entziehen könnte. Auch hier besteht ärztlicherseits die Gefahr des Mitagierens, indem man dem Wunsch nach immer neuen Untersuchungen nachkommt. „Normvarianzen", denen keine Krankheitsbedeutung zukommt, nähren den Verdacht des Patienten, dass eine schwere Erkrankung vorliegt, die ihm die Ärzte bislang verheimlichten.

Auf der anderen Seite führt eine aufmunternde Beruhigung meist nur zu einer vorübergehenden Besserung der Beschwerden bis die alten Befürchtungen wieder auftreten, die dann zum Aufsuchen eines neuen Arztes führen. Der Ausweg aus diesem Circulus vitiosus liegt im geduldigen Aufbau einer soliden Arzt-Patienten-Beziehung.

■ Angst-Spannungs-Zyklus und chronischer Beckenbodenschmerz (ICD10: F45.0/F45.34)

Bei den meisten Patienten mit einem chronischen Beckenbodenschmerz besteht keine konversionsneurotische Grundlage.

Überwiegend handelt es sich hier um körperliche Begleitzeichen von Affekten. Angst, Furcht, Scham, Schuld, Ärger oder Wut sind so genannte Bereitstellungsreaktionen, die zwei biologischen Grundmustern zugeordnet werden können. Cannon [6] bezeichnete das eine als *„Flucht-Kampf-Muster"* und Engel [8] das andere als *„Rückzugs-Konservierungs-Muster"*.

Zum *„Flucht-Kampf-Muster"* gehören körperliche Zeichen wie Herzklopfen, Zittern, Schwitzen und die Muskelanspannung. Letzteres ist insbesondere im Hinblick der Entwicklung eines CPPS von Bedeutung.

Entwicklungsgeschichtlich ist der Mensch ein „Fluchttier". Dementsprechend sind seine körperlichen Bereitstellungsreaktionen bei Gefahr und den daraus resultierenden Affekten.

Hanna, ein kalifornischer Körpertherapeut und Schüler von M. Feldenkrais, beschreibt in seinem Buch „Beweglich sein ein Leben lang" [12] zwei Grundreflexmuster, den so genannten Startreflex und den Stoppreflex. Es handelt sich um so genannte Anpassungsreflexe, die in unserem Zentralnervensystem eingeprägt sind.

Das korrespondierende Gefühl zum Startreflex ist Anstrengung. Der Startreflex kann zum ersten Mal im ersten Lebensjahr bei der sog. Landau-Reaktion beobachtet werden. Hält man einen 5–6 Monate alten Säugling mit einer Hand unter der Brust hoch, hebt er nicht nur den Kopf, sondern es wölbt auch der Rücken und die Beine strecken sich.

Das Gegenteil ist der Stoppreflex. Das gefühlsmäßige Korrelat ist die Angst. Hanna nennt es auch das Körperschema der Angst. Beim Stoppreflex sind folgende Muskelbewegungen zu verzeichnen:
- der Nacken ist vorgezogen,
- der Rücken gekrümmt,
- die Bauchmuskeln angezogen,
- das Zwerchfell zusammengezogen,
- der Atem angehalten,
- der Beckenboden kontrahiert und
- die Kniesehnen sind angespannt.

Der Stoppreflex lässt sich sehr gut durch das Imaginieren eines drohenden Frontalzusammenstoßes mit einem entgegenkommenden Fahrzeug demonstrieren:

Man lässt dabei zunächst den Patienten in Gedanken, ähnlich wie beim autogenen Training, die Bauchmuskulatur aufsuchen, um den Spannungszustand wahrzunehmen. Wie bei einer Traumreise fordert man den Patienten auf, sich vorzustellen, dass er mit dem Auto nachts unterwegs ist. Während er sich darauf freut, dass er bald zu Hause ist, kommen plötzlich zwei helle Scheinwerfer direkt auf ihn zu. Er hat keine Möglichkeit, auszuweichen...

Hier bricht man die Traumreise ab und lässt den Patienten noch einmal in Gedanken seine Bauchmuskulatur aufsuchen, um den Spannungszustand wahrzunehmen. Die meisten Patienten bestätigen spontan, dass sie die verstärkte Muskelanspannung deutlich wahrnehmen.

■ **Der klinische Fall:** Ein junger Lastwagenfahrer, der mich wegen Schmerzen im kleinen Becken unmittelbar nach der Ejakulation aufsuchte, bestätigte mir nach dieser Demonstration, dass er diese Anspannung bei jeder Vollbremsung bis in die Fußzehen verspüre. Er war von anderen Kollegen bereits mehrfach mit der Diagnose „chronische Prostatitis" antibiotisch behandelt worden, ohne dass seine Beschwerden sich besserten. Er war sichtlich erleichtert, als ich ihm den Zusammenhang zwischen seinen Beschwerden und seinen beruflichen Belastungen so eindrucksvoll demonstrieren konnte. Als dann noch die weiteren körperlichen Untersuchungen ergaben, dass weder ein Hinweis auf eine Entzündung im Bereich der Harn- und Samenwege noch auf eine Beeinträchtigung der Spermiogenese vorlag, war er hocherfreut. Die mehrfach voreilig geäußerte Diagnose „chronische Prostatitis" hatte ihn bereits befürchten lassen, er könne zeugungsunfähig werden. Diese Befürchtungen hatten die Beschwerden sicherlich verstärkt, zumal sie zuvor nicht besprochen wurden.

Chronische Verspannungen der Beckenbodenmuskulatur führen infolge von Ischämien und einer Übersäuerung der Muskulatur zur Herausbildung von schmerzhaften Myogelosen. In chronisch verspannten Muskeln oder Muskelgruppen kann eine zusätzliche akuten Anspannung einen so genannten Sekunden- oder Minutenschmerz [9, 10]. Diese einschießenden Schmerzen werden von Patienten mit einem CPPS häufig berichtet.

Die chronisch verspannte Muskulatur erklärt auch die Entleerungsstörungen von Blase (dyskordanter Uroflow) und Darm. Diese Muskelhypertrophie ist dann auch tastbar bzw. als Folgeveränderung als Blasenwandhypertrophie sonographisch fassbar (s. auch Kapitel 2).

■ Chronische Beckenbodenschmerzen und depressive Reaktion

Leitsymptome einer depressiven Reaktion sind traurige Verstimmung, Bedrücktheit, Freudlosigkeit und Antriebsmangel.

Weitere psychische Symptome sind Verlust von Interesse, negative Gedanken, Grübeln, Schuldgefühle, Selbstvorwürfe, Versagens- und Zukunftsangst. Als vegetative Symptome finden sich Schlafstörungen, Abgeschlagenheit, Appetitlosigkeit, Konzentrationsstörungen, Herzbeschwerden, Schmerzen (z. B. Glieder- und Kopfschmerzen) sowie Libidoverlust. Depressionen treten als Reaktion auf erlittene Verluste auf, z. B. nach Verlust eines geliebten Menschen, einem geschätzten Arbeitsplatz oder dem schmerzhaften Abschied von Wünschen oder Vorstellungen.

Depressive Persönlichkeiten fühlen sich wegen ihrer Bedürfnisse schuldig. Deshalb neigen sie dazu, diese zu unterdrücken bzw. zu verleugnen.

Die Folge ist ein Mangel an Selbstbehauptung. Ähnlich wie bei zwanghaften Persönlichkeiten sind strenge Überichverbote und daraus resultierende Schuldgefühle für die Triebhemmung verantwortlich. Nach verschiedenen amerikanischen Statistiken liegt die Morbidität bei etwa 5 bis 10% der Bevölkerung.

Der Erkrankungsgipfel der Gauß'schen Verteilungskurve liegt bei der neurotischen Depression zwischen 30 und 40 Jahren.

Der Altersgipfel des CPPS liegt ebenfalls bei ca. 40 Jahren. Mit dem Erreichen dieses Lebensabschnitts steht eine Art Lebensbilanz an. Hat man berufliche Ziele nicht erreicht, wird man sich damit abfinden müssen. Eine berufliche Neuorientierung erscheint kaum möglich. In dieser Zeit wird auch der Konkurrenzkampf härter. Man muss das Erreichte gegenüber der jüngeren, nachdrängenden Konkurrenz verteidigen und das zu einem Zeitpunkt, an dem die körperlichen und geistigen Kräfte sich nicht mehr steigern lassen. Ein Vorteil gegenüber den Jüngeren ist die größere Erfahrung. Das nützt jedoch in Zeiten relativ schneller technologischer Umwälzungen nur in begrenztem Maße.

Viele versuchen, einfach bis zur Rente zu „überwintern". Die Frühpensionierung wird herbeigesehnt.

Die familiäre Situation verändert sich. Die Kinder verlassen das Haus. Hat man sich gerade aufgrund des beruflichen Engagements auseinander gelebt, ist die Umorientierung auf die nachelterliche Partnerschaft schwierig. Insbesondere kommt es dann zu depressiven Verstimmungen, wenn Erreichtes und Erwünschtes stark auseinander klaffen. Auf diesem Nährboden können sich leicht psychosomatische Erkrankungen entwickeln.

Außerdem müssen sich Männern in diesem Alter mit den Veränderungen ihres Körperbildes auseinandersetzen, das immer weniger dem propagierten Jugendideal der heutigen Gesellschaft entspricht. Bücher mit dem Titel „For ever young" sind bezeichnenderweise unter den Bestsellern zu finden.

Kommen dann noch Sexual- oder Beziehungsstörungen hinzu, kann es zu einer libidinösen Besetzung des urogenitalen Körperselbst kommen und zu einer Resomatisierung von aggressiven Affekten führen [11].

Wie bei anderen chronischen Schmerzsyndromen ist auch beim chronischen Beckenbodenschmerz ein autoaggressives Moment zu verzeichnen, hinter dem sich eine lavierte Depression verbergen kann. In der urologischen Praxis begegnet man Patienten mit depressiven Persönlichkeitsstörungen meist in der Gestalt der lavierten Depression. Hier handelt es sich um so genannte somatisierte Depressionen, die von psychovegetativen Störungen kaum abzugrenzen sind.

Mitunter fehlt der depressive Affekt völlig, die somatoformen Störungen wie der chronische Beckenbodenschmerz stehen dann im Vordergrund.

Als symptomatische Behandlung sind unseres Erachtens nur physiotherapeutische Maßnahmen sinnvoll, da diese durch die damit verbundene Zuwendung durch den Physiotherapeuten eine antidepressive Wirkung haben. Im Zentrum der Therapie steht das Arzt-Patienten-Gespräch, in dem die Depression auslösenden Lebensumstände behandelt werden. Je nach Art der auslösenden Konflikte kann auch eine Psychotherapie indiziert sein. Zeigt der Patient Zeichen einer zentralnervösen Störung, sind Antidepressiva angebracht.

■ Chronische Beckenbodenschmerzen und Sexualstörungen

Die bereits oben erwähnte Untersuchung der Abteilung für Medizinische Psychologie und Medizinische Soziologie der Universität Leipzig zeigt eine hohe Korrelation (0,51) zwischen CPPS, hier als Prostatitisbeschwerden bezeichnet, und Sexualstörungen (s. Tabelle 4.3). An erster Stelle stehen die „fehlende Steifigkeit trotz sexuellem Verlangens" (15,5%), gefolgt von „geschlechtlicher Unerregbarkeit" (12,7%) und dem „vorzeitigen Samenerguss" (10,9%) [5]. Dies verwundert nicht, da die drei Funktionskreise Produktion, Reproduktion und Lust des Urogenitalsystems nicht voneinander unabhängig sind, sondern ineinander greifen.

Bei Patienten mit chronischen Beckenbodenschmerzen sollte der behandelnde Arzt auf jeden Fall eine Sexualanamnese erheben. Der

Tabelle 4.3. Gießener Beschwerdebogen (GBB24): Korrelation von Beschwerdebereichen bei Männern (n=901)

	1	2	3	4	5	6
■ Erschöpfung	0,60	0,45	0,32	0,35	0,35	0,23
■ Gliederschmerzen			0,45	0,33	0,34	0,21
■ Ausscheidungsbeschwerden				0,74	0,58	0,29
■ Unterleibsbeschwerden					0,38	0,21
■ Prostatitisbeschwerden						0,51
■ Sexualstörungen						

Einstieg hierfür geschieht am einfachsten mit der Frage „*Und welche Auswirkungen haben diese Beschwerden auf Ihr Sexualleben?*" Sind die chronischen Beckenbodenschmerzen der somatoforme Ausdruck einer sexuellen Funktions- oder Beziehungsstörung, sollte vor allem ein sexualtherapeutischer Behandlungsansatz gewählt werden. Liegt beiden Beschwerdekomplexen eine depressive Reaktion zugrunde, ist diese an erster Stelle zu behandeln.

■ Chronische Beckenbodenschmerzen und andere psychosomatische Beschwerden

Mitunter geben Patienten lediglich die zum jeweiligen Fach gehörenden Beschwerden an. Beim Urologen klagen sie über Unterbauch- und Miktionsbeschwerden, beim Orthopäden über Rücken- und Schulterschmerzen und beim Neurologen über Kopfschmerzen. Der behandelnde Arzt sollte deshalb die Patienten immer danach fragen, ob sie auch noch andere Beschwerden haben. Gegebenenfalls lohnt sich auch die gezielte Nachfrage nach begleitenden Rücken-, Schulter- und Nackenschmerzen sowie (nächtliches) Zähneknirschen (vgl. auch Kapitel 3). Insbesondere bei Patienten, bei denen eine lavierte Depression vorliegt, finden sich häufig weitere Beschwerden, z. B. Erschöpfungssymptome und Gliederschmerzen.

Es besteht ein deutlicher Zusammenhang zwischen allen Beschwerdebereichen, was auf einen Generalfaktor der allgemeinen Klagsamkeit hinweißt [5].

Aufgabe einer psychosomatischen Grundversorgung in der Urologie ist es, solche Zusammenhänge und ihre gemeinsame Ursache, z. B. eine lavierte Depression zu erkennen, um den Patienten gegebenenfalls einer psychotherapeutischen Behandlung zuzuführen. Mitunter wird man auch feststellen, dass er sich bereits in Behandlung befindet und dort die Beschwerden nie angesprochen wurden, da ihnen eine organische Ursache beigemessen wurde. Hier kann der Rat nur lauten, diese in der laufenden Therapie zur Sprache zu bringen.

■ Gibt es eine „Prostatitispersönlichkeit"?

Bei zahlreichen Patienten mit chronischen Beckenbodenschmerzen findet sich häufig eine zwangsneurotische Persönlichkeitsstruktur. Diese hat ihre Ursache in Entwicklungsstörungen in der analen und urethralen Phase.

Die Kontrolle von Harn- und Stuhlausscheidung ist eine der ersten Triebeinschränkungen, die einem Kind abverlangt werden.

Die Sauberkeitserziehung findet in der Regel zu einem Zeitpunkt statt, an dem das Kind verstärkt nach Autonomie strebt. Ein unempathischer Umgang mit der urogenitalen Körperregion seitens der Eltern, sowohl bei der Körperpflege als auch bei der Sauberkeitserziehung, kann die Basis für spätere psychosomatische Erkrankungen legen.

Eine Etikettierung dieser Patienten als „typische Prostatitiker", wie sie im medizinischen Alltag mitunter vorkommt, ist jedoch abzulehnen, da sie die Patienten kränkt und zur Organfixierung beiträgt. Sie offenbart nur die Uniformiertheit und Hilflosigkeit der behandelnden Ärzte.

Diagnostisches und therapeutisches Vorgehen bei chronischem Beckenbodenschmerz

Wichtigstes diagnostisches Instrument ist die Erhebung einer Patientenanamnese, die es ermöglicht, psychische, soziale und somatische Daten integriert zu erfassen. Nachteilig ist eine Anamnesetechnik, die nach dem Prinzip der geschlossenen Frage erfolgt. Der angebliche Vorteil der Zeitökonomie wird durch den Nachteil erkauft, dass Informationen in den Patienten hineingefragt werden, die den Vorstellungen des Arztes entsprechen. Es hat sich bewährt, das Arzt-Patienten-Gespräch durch eine *offene* Frage wie z. B. *„Was führt Sie zu mir?"* zu eröffnen. Damit der Patient sich öffnet, ist eine empathische Gesprächsatmosphäre wichtig. Das fängt schon bei der Praxisorganisation an. Herrscht eine „Bahnhofsatmosphäre" mit Abfertigungscharakter, wird das Arzt-Patienten-Gespräch ständig durch das Assistenzpersonal oder durch Telefonate unterbrochen, wird es dem Patienten eher schwer fallen, sich zu öffnen. Einen eher zurückhaltenden Patienten kann man durch paraphrasieren (man wiederholt den letzten Halbsatz) ermuntern, weiterzusprechen. Einen weitschweifigen Patienten kann man durch strukturierte Fragen dazu veranlassen, zum Thema zurückzukehren.

Auf jeden Fall sollten die *sieben Dimensionen* eines erwähnten Symptoms geklärt werden:
1. zeitliches Auftreten,
2. Qualität,
3. Intensität,
4. Lokalisation und eventuelle Ausstrahlung,
5. Zusammenhang mit anderen Beschwerden,
6. Umstände unter denen die Beschwerden auftreten und
7. Umstände, unter denen sie sich intensivieren oder abmildern [1].

So genannte Screeningbögen, wie z. B. der Gießener Beschwerdebogen (GBB) können helfen, die psychosomatischer Beschwerden möglichst vollständig zu erfassen. An den gemachten Angaben, kann ein vertiefendes Gespräch angeknüpft werden. Außerdem helfen sie dem Patienten, eine Art Selfassessment vorzunehmen. Die Bögen sollten möglichst zu Hause und auf jeden Fall *ohne* fremde Beeinflussung ausgefüllt werden.

Prinzipiell bedeutet jede körperliche Untersuchung eine Verletzung der Intimsphäre des Patienten. Dies gilt ganz besonders für urologische Untersuchungen. Dennoch ist sie zur Orientierung nötig. Da sie von den meisten Patienten erwartet wird, ist sie i.d.R. unkritisch und für die Differenzialdiagnostik hilfreich. Sollte man der Anamnese jedoch Vorbehalte gegen eine körperliche Untersuchung im „Intimbereich" entnehmen können, sollte sie, zumindest zu Beginn, ganz unterbleiben.

Im Vordergrund der klinischen Diagnostik steht die ausführliche manuelle Körperuntersuchung unter Einbeziehung der so genannten Triggerpunkte (umschriebene Muskelverhärtungen) am Adduktorenansatz, am symphysären Ansatz des M. rectus abdominis [16] und im Rahmen der rektalen Untersuchung der beiden M. levatores [15]. Hierbei findet sich häufig ein erhöhter Analsphinktertonus. Uroflowmetrie mit sonographischer Restharnbestimmung und IPSS ergeben einen wichtigen Hinweis über das Ausmaß der Miktionsstörungen des Patienten.

Falls nicht bereits durch Voruntersucher geschehen, müssen ergänzende Laboruntersuchung durchgeführt werden. Standardmäßig sollte eine 4-Gläserprobe, Tests auf Chlamydien, Mykoplasmen, Ureaplasmen, Pilze, oder TBC, eine Urin/Ejakulatkultur sowie eine PSA-Bestimmung erfolgen.

Zu Einzelheiten der körperlichen Diagnostik siehe die entsprechenden Kapitel in diesem Buch.

Liegt kein Hinweis auf ein entzündliches Geschehen im Bereich der Urogenitalorgane vor, sollte eine antibiotische Behandlung vermieden werden. Nach Abschluss der Diagnostik sollte der Patient darüber aufgeklärt werden, dass keine ernsthafte Erkrankung vorliegt, um seine Ängste abzumildern. Ihm sollte jedoch ärztlicherseits signalisiert werden, dass die Beschwerden durchaus behandlungsbedürftig sind und ernst genommen werden.

Im Zentrum der therapeutischen Bemühungen sollte die gemeinsame Formulierung von Gesundheitszielen und die Ermutigung zu Selbstreflexion stehen. Die Aufnahme von sportlichen Aktivitäten, wie leichtes Joggen, bei denen es nicht um Leistung, sondern um die Lust an der körperlichen Bewegung geht, können oft ausreichen. Gute Erfahrungen konnten vor allem mit der progressiven Muskelrelaxation nach Jacobsen gemacht werden. Dieses Entspannungsverfahren kann der Patient problemlos in seinen Tagesablauf integrieren, da es im Sitzen an jedem Ort völlig selbstständig durchgeführt werden kann. Hierdurch können eine aktive Schmerzkontrolle und eine Distanzierung vom Schmerz erreicht werden.

Bei funktionellen Blasenentleerungsstörungen ist die probatorische Gabe eines selektiven α-Rezeptorenblockers als flankierende Maßnahme durchaus gerechtfertigt, da eine Besserung der Miktionsverhältnisse sich positiv auf das Allgemeinbefinden des Patienten auswirkt.

Der behandelnde Arzt sollte jedoch keinesfalls den Patienten, mit guten Ratschlägen ausgestattet, seinem Schicksal überlassen, sondern mit ihm einen Wiedervorstellungstermin vereinbaren, um nach einem angemessenen Zeitraum zu erörtern, ob die vereinbarten Maßnahmen durchgeführt wurden und sich die Beschwerden gebessert haben.

Je nach Causa können osteopathische Krankengymnastik und/oder eine Psychotherapie angeschlossen werden. Die Konsultation eines in Somatisierungsproblematiken erfahrenen Psychiaters ist für den Organmediziner hierbei sehr hilfreich.

Literatur

1. Adler RH, Hemmeler W (2003) Anamnese und körperliche Untersuchung. In: von Uexküll T et al (Hrsg) Psychosomatische Medizin, Urban & Fischer, München Jena, S 397–413
2. Adler RH, Paar H (2003) Schmerz. In: von Uexküll T et al (Hrsg) Psychosomatische Medizin. Urban & Fischer, München Jena, S 321–339
3. Beecher HK (1962) Pain, placebos and physicians. Practioner 189:141–155
4. Brähler E, Scheer JW (1995) Der Gießener Beschwerdebogen (GBB). 2. Aufl. Huber, Bern
5. Brähler E, Berberich HJ, Kupfer J (2002) Sexualität und Psychosomatik der chronischen Beckenbeschwerden des Mannes. In: Seikowski K, Starke K (Hrsg) Sexualität des Mannes. Pabst Science Publisher, Lengerich, S 81–90
6. Cannon WB (1920) Bodily Changes in Pain, Hunger, Fear and Rage, 2nd ed. Appleton, New York
7. Engel GL (1959) „Psychogenic" pain and the pain-prone patient. Am J Med 26:889–918
8. Engel GL (1976) Psychisches Verhalten in Gesundheit und Krankheit. 2. Aufl. Huber, Bern Stuttgart Wien
9. Günthert E-A (1997) Psychosomatische Urologie. In: Merkle W (Hrsg) Urologie. Hippokrates Verlag GmbH, Stuttgart, S 393–407
10. Günthert EA (1999) Urigenitalsyndro-, Beckenbodenmyalgie, Beckenbeschwerden des Mannes, Prostatodynie, Prostataopathie, „Prostatitis". Urologe (B)39:18–22
11. Günthert EA (2003) Urologie. In: von Uexküll T et al (Hrsg) Psychosomatische Medizin. Urban & Fischer, München Jena, S 1113–1126.
12. Hanna T (1990) Beweglich sein ein Leben lang. Die heilsame Wirkung körperlicher Bewusstheit. Kösel Verlag, München
13. Köllner V, Mück-Weymann M, Joraschky P (2002) Psychosomatische Aspekte in der Urologie. Urologe (B), 42:306–313
14. Nickel JC (1999) Prostatitis: Evolving management strategies. Infect Urol 26:737–751
15. Sinaki M, Merrit JL, Stillwell GK (1972) Tension myalgia of the pelvic floor. Mayo Clinic Proc 52:717
16. Travell JG, Simons DG (1992) Myofascial Pain and Dysfunction – Trigger Point Manual Vol. 2. Williams & Williams, Baltimore Hongkong London München Philadelphia Sydney Tokyo
17. Weidner W (1999) Eine neue Prostatitis-Klassifikation. Urologe (A) 38:185
18. Weidner W, Ludwig M (1998) Patient assessment in chronic prostatitis. Curr Opin Urol 8:51–54

Anhang: Empfehlungen des Arbeitskreises Psychosomatische Urologie und Sexualmedizin der FWBK der deutschen Urologen zum diagnostischen und therapeutischen Vorgehen bei Patienten mit Urogenitalsyndrom-Beckenbodenmyalgie, diffusen Beckenbeschwerden des Mannes.

■ **Definition:** Diffuse Beschwerden im Unterbauch-Becken-Bereich, die nicht durch einen offensichtlichen Körperbefund erklärt werden können.

- **Synonyme:**
- Prostatitissyndrom,
- chronisch bakterielle Prostatitis (NIH II),
- chronisch abakterielle Prostatitis/chronisches Schmerzsyndrom des Beckens (NIH III),
- Entzündliches und nichtentzündliches chronisches Schmerzsyndrom des Beckens,
- (NIH IIIa/NIH IIIb),
- Chronic-pelvic-pain-Syndrom (CPPS)

- **Differenzialdiagnose:** chronisch bakterielle Prostatitis (NIH II)

- **Codierung:** ICD-10 F45.0, F45.2, F45.34

- **Häufigkeit:** 10–30% der Patienten in der täglichen Sprechstunde des niedergelassenen Urologen

- **Beschwerdebild:** Typisch ist die Anmerkung der Patienten: „Die Beschwerden lassen sich nur sehr schwer beschreiben". Im Gegensatz zu Kolik-, Torsions-, Tumor- und Metastasenschmerz bzw. Allgemeinschmerz handelt es sich vornehmlich um subtile Beschwerden im Unterbauch-Becken-Bereich, deren Qualität von Unbehagen, Druckgefühl, Schweregefühl, Fremdkörpergefühl, ziehenden Beschwerden bis zu Brennen, selten zu Schmerzen reicht. Die neue Prostatitisklassifikation und Terminologie (NIH) spricht verallgemeinernd von „Beckenbodenschmerzsyndrom". Im folgenden typische Beschreibungen des Beschwerdebildes die individuell in wechselnder Ausprägung und Kombination genannt werden:
- „Druckgefühl" oder „Brennen" im Damm, oft bis in den Enddarm und/oder die Adduktoren reichend;
- häufig Fremdkörpergefühl in Damm und/oder Rektum;
- mögliche Auslösung von Beschwerden im Dammbereich (bis zu 30 min) und/oder Verstärkung bestehender Dammbeschwerden durch Betätigung der Schließmuskeln bzw. des jeweiligen Schließmuskels;
- „Ziehende Beschwerden" in den Leisten (ein- oder beidseitig), die bis in die Hoden ausstrahlen können (Hodenschmerz);
- Miktionsbeschwerden wie vermehrter Harndrang; gelegentlich erschwertes oder verlangsamtes Wasserlassen (verminderter Uroflow);
- Nachträufeln;
- Schwierigkeiten, den Harnstrahl zu starten;
- Brennen in der distalen (fossa navicularis), der mittleren, der hinteren oder der gesamten Harnröhre, während und/oder unabhängig von der Miktion;
- „Druckgefühl" oder „Brennen" über dem Schambein, häufig als „Blasenschmerz" interpretiert;
- Spannungsgefühl im Kreuzbeinbereich;
- Beschwerdezunahme bei Miktion, Geschlechtsverkehr und Stuhlgang;
- sexuelle Funktionsstörung bis hin zur ED;
- Dyspareunie;
- oft Besserung der Beschwerden bei leichter körperlicher Aktivität (Laufen, Sport);
- oft Verschlimmerung beim Sitzen.

- **Diagnostik:**
- ausführliches, besonders auf das Beschwerdebild in allen Einzelheiten eingehendes Anamnesegespräch im Sinne der psychosomatischen Grundversorgung;
- offene Fragen: „Beschreiben Sie Ihre Beschwerden";
- Fragen nach Beginn und Begleitumständen („Wann treten die Schmerzen auf? Bei welcher Tätigkeit? Was lindert die Schmerzen?");
- urologische Grunduntersuchung mit Sonographie, ggf. TRUS;
- vorsichtige rektale Palpation (Hämorrhoiden, druckschmerzhafte Prostata, neben der Prostata harte Muskelstränge der Beckenbodenmuskulatur sog. Triggerpunkte tastbar, hoher Analsphinktertonus);
- verspannte Rückenmuskulatur mit Blockaden der kleinen Wirbelgelenke.

- **Zusätzlich wichtige Ausschlussdiagnostik:**
- Ausschluss einer bakteriellen Prostatitis (3/4-Gläserprobe, Ejakulat);
- Ausschluss einer STD;
- Ausschluss einer radikulären Symptomatik (z. B. Diskusprolaps);
- Ausschluss einer organischen Darmerkrankung (z. B. Colitis, M. Crohn, Divertikulitis etc.);
- Ausschluss einer Analfissur, die begleitend mit einem CPPS bestehen kann.

Technische Untersuchungen/fachübergreifende Diagnostik:
- Uroflowmetrie: typisch diskordantes Miktionsmuster;
- Sonographie Unterbauch/Blase: Blasenwandhypertrophie;
- Prostatasonographie: Pathologika;
- TRUS: Steine, Samenblasen.

Konsiliarische Untersuchungen:
- Neurologe und Psychiater mit Schwerpunkt Psychosomatik/-therapie
- Proktologe

Pathophysiologische Symptomentstehung: Die Entstehung von Beckenbeschwerden durch eine entzündliche oder bakterielle Erkrankung der Prostata (z. B. chronisch bakterielle Prostatitis NIH II) ist pathophysiologisch nicht erklärt. In der Regel findet sich beim CPPS anamnestisch ein organisches Krankheitsgeschehen im Beckenbereich wie z. B. Prostatitis, Trauma ohne dass eine kausale Beziehung zur Auslösung des CPPS beweisend möglich ist. Patienten mit einem hohen Neurotizismusscore und Ängstlichkeitspotenzial können solche körperlichen Auslöser zum Anlass für eine Fehlverarbeitung nehmen, durch die eine sekundäre Pathologie induzierbar scheint. Hierdurch kann es zu einem so genannten Wind-up der Beschwerden kommen, ein chronisches Schmerzgeschehen kann resultieren. Im Rahmen dieser Fehlverarbeitung können sekundär organische Veränderungen in der Schmerzperzeption resultieren, deren Folge u. a. muskuläre Verspannungen sind.

Die chronisch verspannte Muskulatur im kleinen Becken und den angrenzenden Muskelgebieten der Oberschenkel und des Rückens sowie des Abdomens führt zu den o. g. myofaszialen Schmerzen – Tendomyalgien im Unterbauch-Becken-Bereich. Muskelverhärtungen und Triggerpunkte als Folge sind nur bedingt zugänglich.

Triggerpunkte im Adduktorenansatz können als „Referenzschmerzen" diffuse Beschwerden im Damm, der Blase, der Peniswurzel, der Prostata und des Enddarms (Fremdkörpergefühl) auslösen.

Myofasziale Schmerzen im M. rectus abdominis können „Blasenschmerzen" vortäuschen.

Die chronisch verspannte Muskulatur im kleinen Becken erklärt die Outletproblematik der Blase (dyskoordinanter Uroflow) und Darm infolge der hyperaktiven Sphinkteren. Diese Muskelhypertrophie ist dann auch tastbar bzw. als Folgeveränderung als Blasenwandhypertrophie sonographisch fassbar.

Therapie: Entscheidend ist die persönliche Empathie des Therapeuten, der dem Patienten vermitteln muss, dass er ihn und seine Beschwerden ernst nimmt und als Ansprechpartner zur Verfügung steht.

Abwehr, Wut, Enttäuschung aus Voruntersuchungen und -therapien sind zu artikulieren und im Gespräch aufzulösen Erklärung der pathophysiologischen aber insbesondere auch der psychophysiologisch-psychosomatischen Zusammenhänge, so dass das Schmerzgeschehen für den Betroffenen nachvollziehbar und eine oft eingetretene iatrogene Fixierung hinsichtlich einer Organogense gemildert wird.

Therapie organischer Begleiterkrankungen:
(Miteinbezug des Patienten in die Therapie – er muss mitarbeiten)
- Körperbewegung (leichtes, lockeres Joggen zur Entspannung der Beckenmuskulatur),
- Körpertherapie (Feldenkrais, Hanna-Somatics),
- spezielle, verspannungslösende Krankengymnastik,
- übende Verfahren (autogenes Training, progressive Muskelrelaxation, funktionelle Entspannung),
- lokale Wärmeanwendung (Sitzbad),
- Beckenbodengymnastik, biofeedbackgesteuertes Entspannungstraining der Beckenbodenmuskulatur,
- möglichst Vermeidung von Analgetika,
- Triggerhilfe bei der Miktion durch z. B. α-Blocker,
- vor dem Einsatz eingreifender Maßnahmen immer Psychotherapie vor allem bei deutlichem Neurotizismus/Ängstlichkeit,
- Psychotherapie in der Regel kognitiv oder verhaltenstherapeutisch.

Die Pharmkotherapie oder apparative Anwendungen sollte möglichst vermieden werden.

Nachsorge: Im ärztlichen Gespräch („reassurance")

5 Der chronische Beckenbodenschmerz aus der Sicht der Proktologie

H. MÜLLER-LOBECK

Einleitung

Beckenbodenschmerzpatienten sind eine sehr heterogene Gruppe, Schmerzzustände in der Nachbarschaft des Beckenbodens oft schon aus anatomischen Gründen schwierig zu diagnostizieren; manche sind aufgrund der Anamnese durch äußere, klar zuzuordnende Ereignisse oder anhand einfacher Untersuchungsmethoden zu klären, andere nur durch eine multidisziplinäre Untersuchung. Es soll hier der aus proktologischer Sicht erkennbare Einfluss von Funktionsstörungen und Krankheitsprozessen auf die Schmerzentwicklung dargestellt werden, mit denen sich prinzipiell die Fachgebiete Urologie, Gynäkologie, Viszeralchirurgie/Proktologie, Neurologie, Anästhesie, Manualtherapie, Osteopathie, Orthopädie, Gastroenterologie und Psychosomatik/Psychologie/Psychiatrie in unterschiedlicher Zusammensetzung dem individuellen Problem angepasst gemeinsam befassen sollten. Es ist stets die Kooperation mehrerer Fachbereiche gefordert, in der Praxis sind solche Konzepte aber noch eher die Ausnahme.

Aus proktologischer Sicht wird der Versuch unternommen, die Vielfalt der Bedingungen für die Entwicklung chronischer Schmerzen aufzuzeigen. Zum besseren Verständnis wird eine kurze Übersicht über die *Entwicklung der Proktologie* in den letzten 30 Jahren vorangestellt.

Während früher die Einzelbetrachtung vermeintlicher Erkrankungen wie Hämorrhoidalleiden, Analekzem, Analfissur, Abszess, Fistel, Prolaps und Stuhlinkontinenz, letzteres als Phänomen einer „Verletzung des Sphinkterapparates", betrieben wurde, lässt sich zunehmend ein Wandel in der Betrachtung der Krankheiten erkennen mit Überlegungen zur Ätiopathogenese, physiologischen und alterungsbedingten Entwicklung der o.g. Phänomene, die als Folge bestimmter Abläufe im Zusammenhang mit einer mehr oder weniger gestörten Defäkation aber auch funktionellen Abläufen der Verdauung und Stuhlausscheidung entstehen.

Das Ziel sollte heute sein, wegzugehen von einer allein organbezogenen Schmerzdiagnostik und Therapie, aber auch weg von allein psychogenen, reflexhaften Konzepten und Begriffen – wie z.B. „Colon irritabile ist eine psychische Störung ohne organisches Korrelat" („oversensitive nerves report normal events as abnormal" [48]) oder „die Proktalgie ist ein Phänomen von Neurotikern" – hin zu einer *interdisziplinären Betrachtung*, welche die verschiedenen Phänomene und Organsysteme ordnet und sich nicht nur rein deskriptiv oder fachgebietsspezifisch mit diesen Krankheitsentitäten beschäftigt. In einem hochsensiblen – anal noch mehr als genital – von Tabus beherrschten Bereich erzählen Patienten oft erst auf gezieltes Nachfragen von Symptomen, die sie selbst mit dem vordergründigen Beschwerdebild zum „Spezialisten" geführt haben:

- dem Gynäkologen berichten sie nicht von Obstipation oder Stuhl-Entleerungsproblemen,
- dem Proktologen nicht von Kohabitationsschmerzen,
- sie erzählen nicht spontan, dass die Proctalgia fugax sive nocturna nach einem Orgasmus aufgetreten ist,
- zum Urologen gehen sie wegen Brennen im Dammbereich, nicht ahnend, dass eine Analfissur der Auslöser sein kann, u.s.w.

Auch therapeutisch können „Einzeltherapien" in die Irre führen, wenn

- der Orthopäde durch Entfernen des Steißbeins eine Kokzygodynie für heilbar hält,
- der Gynäkologe die Senkung irrtümlich durch Hysterektomie behandelt,
- der Urologe die (vermeintliche!) Prostatitis durch Antibiotika oder
- der Chirurg die Hämorrhoiden operiert, ohne die muskuläre Dysfunktion des Beckenbodens zu erkennen.

Radikaltherapien in Form einer Entfernung von Organen oder Organteilen sind immer verdächtig, nur einen „symbolischen" Charakter zu haben, da Patienten ihrem Arzt zunächst als kompetentem Berater vertrauen.

Das Hämorrhoidalleiden wurde früher für nahezu alle Beschwerden am After angeschuldigt; heute müssen wir vor allem die Bedingungen seiner Entstehung (Fehlernährung, Fehlfunktion, Lebensweise und daraus resultierende Fehlverhalten bei der Defäkation) berücksichtigen und in ein Therapiekonzept einbeziehen. Schmerzen sind dabei lediglich durch Komplikationen wie (akute) Thrombosierung mit eingeklemmtem Prolaps zu erwarten oder durch eine eigentlich völlig unabhängig vom Hämorrhoidalleiden nach der Defäkation Schmerzen verursachende Analkryptitis und spielen daher für unser Thema der chronischen Schmerzen eine untergeordnete Rolle.

Die Vielfalt der Einflüsse ergibt sich durch die *enge nachbarschaftliche Beziehung der Organsysteme ableitende Harnwege, Genitale und Anorektum* am Beckenboden und erfordert daher auch die organüberschreitende Diagnostik und Therapie aller drei Kompartimente und ihrer vielfältigen Schmerzzustände, die wegen ihrer teilweise verknüpften Funktionen von gleichzeitiger Entleerung (Harn und Stuhl) oder kompetitiver Hemmung (Miktion und Ejakulation) sich gegenseitig beeinflussen können. Hierzu muss die anatomische Vielfalt der in unmittelbarer Nachbarschaft gelegenen Organe und deren nervale Versorgung bedacht werden, die auf der Basis unterschiedlicher Erkrankungen oder degenerativer Prozesse eine Schädigung verursachen können.

Im Mittelpunkt der proktologischen Forschung steht das anorektale Kontinenzorgan, seine Funktion wird durch ein komplexes Zusammenspiel verschiedener Organteile gewährleistet. Dieses System besteht nicht nur aus dem Schließmuskel, er besteht vielmehr aus mehreren muskulären Teilkomponenten, nämlich dem glatten, hypoganglionären *inneren*, dem quergestreiften, daher willkürlich einsetzbaren, *äußeren Schließmuskel* und dem *Levator* mit der den Verschluss verstärkenden *Puborektalisschlinge*. Die Gesamtheit dieser Muskeln gewährleistet den Grobverschluss und bildet mit dem elastischen Reservoir Rektum mit seinen die Stuhlpassage bremsenden Falten (Houston, Kohlrausch) sowie dem vorgeschalteten Magen-Darm-Kanal, besonders dem Kolon und Sigma, eine Funktionseinheit. Die Systeme sind nerval verknüpft und letztlich zentral verkoppelt, kontrollier- und modulierbar. Als Sensoren dienen das sensible Anoderm und Rezeptoren im Beckenboden, die vor allem auf Dehnung reagieren. Die Feinabdichtung wird durch das bei geschlossenem Analkanal durch den Tonus des Sphinkter ani internus prall aufgepumpte und bei Defäkation unter Relaxation des Internus abschwellende „Corpus cavernosum recti", die Hämorrhoiden, gewährleistet. Die Kenntnis dieser Details ist wichtig zum Verständnis des Folgenden.

Anamnese

Schmerzen sind von den Patienten oft schwer zu beschreiben. Wir müssen daher gezielt über die Lokalisation, den Schmerzcharakter, den Beginn und die Dauer des Schmerzes bzw. die möglichen Bedingungen befragen, die das Auftreten auslösen oder begünstigen. Wenn vordergründig zu diagnostizierende Ursachen fehlen, wird leicht auf die psychosomatische Schiene verlagert. Davor muss bei aller Rücksicht auf mögliche *psychogene Einflüsse* bei chronischen Schmerzen gewarnt werden. Wechselwirkungen sind selbstverständlich zu berücksichtigen, die Anamneseerhebung gibt meist Hinweise, ob eher somatische oder psychische Auslöser zu erwarten sind (vgl. Kapitel 4).

Normalerweise sind *proktologische Symptome* gut überschaubar, das Mosaik (Tabelle 5.1) macht meistens schon eine Vermutungsdiagno-

Tabelle 5.1. Uniformes Symptomen-Spektrum

- Anale Blutung (am Stuhl/im Stuhl/okkult)
- Pruritus ani
- Sekretion/Eiter/Schleim
- Schwellung/Tumor/Prolaps
- Beschwerden/Druck/Schmerzen
- Störung der Kontinenz oder Entleerung
- Stuhlveränderung in Frequenz, Konsistenz und Zusammensetzung

se als Arbeitshypothese für die weitere diagnostische Absicherung möglich. Eine *Blutung* – dramatisch für den Patienten, aber mit klaren diagnostischen Konzepten (Endoskopie) zu klären – ist am häufigsten. Der *Schmerz* ist dagegen oft weitaus schwieriger zu klären, wenn die üblichen, durch Inspektion, Palpation und Proktoskopie erkennbaren Ursachen ausgeschlossen wurden wie ein persistierender Abszess oder eine bei jeder Defäkation neu ausgelöste Schmerzattacke durch eine Fissur.

Eine rezidivierende Krypteninfektion kann als Vorläufer einer Fistel mit der Häkchensonde leicht bei der Proktoskopie identifiziert werden, erfordert aber eine sorgfältige Suche in allen Anteilen der Kryptenregion bei der Proktoskopie, da sie zwischen den vergrößerten Hämorrhoidalpolstern und durch diese verdeckt dem Blick entgehen können. Subanodermale Thrombosen limitieren den Schmerz meist auf eine kurze Zeitspanne von ein bis zwei Wochen, können aber rezidivieren und damit chronische Schmerzen vortäuschen. *Brennen* am Anus macht weniger diagnostische Probleme, meist lassen sich ein Ekzem oder eine Dermatose nachweisen und beseitigen.

Dass Pruritus ani ein chronisches Problem mit anhaltendem Schmerz durch Sekundärveränderungen darstellen kann, ist eine sehr alte Erfahrung [27]. Feuchtigkeitsaustritt aus dem Analkanal durch einen vermehrt Schleim produzierenden inneren Rektumprolaps, ein rektales Adenom oder vergrößerte Hämorrhoiden sind hierfür ebenso verantwortlich wie gelegentlich ein Stauungsödem oder intraanale Wunden bei Fissur, Rhagaden oder Fisteln. Die flüssigkeitsbedingte Reizung oder Mazeration der Haut, eine entzündliche Reaktion, nässende Dermatosen, aber auch das Austrocknen der Haut bei zu häufigem Waschen aus falsch verstandenem Reinlichkeitsgefühl können einen Pruritus bedingen.

Die dadurch ausgelöste psychische Belastung kann Menschen zum Suizid treiben. Ähnliche psychische Belastungen resultieren für Patienten aus nicht verstandenen, anhaltenden, oft ungenügend gewürdigten und daher auch nicht therapierten Schmerzzuständen, die im Rahmen von degenerativen Prozessen des Rektums, Sigmas und Kolons sowie der daraus resultierenden Verlagerung, Zügelung z.B. des Sigmas durch operationsbedingt oder entzündlich verursachte Verwachsungen und Obstruktion oder durch Herniierung, Zelenbildung im Sigma/Rektum und durch eine Intussuszeption des Rektum bis hin zum manifesten Prolaps entstehen.

Schmerzentstehung

Wir wissen noch sehr wenig über den organisch verursachten Schmerz im Beckenbodenbereich, was und wie er vermittelt wird. Anatomisch lassen sich die nervalen Strukturen (autonom mit Sympathikus und Parasympathikus, somatisch und sensibel) mit den Schaltstellen darstellen [45] (s. Kapitel 2).

Es handelt sich vor allem um viszerale Reize aus Eingeweiden und parietalem Peritoneum oder somatisch vermittelte Schmerzzustände aus der Muskulatur des Beckenbodens und angrenzender Muskeln (Iliopsoas, Obturatorius und den Sphinkteren), dem Douglas-Peritoneum, Analkanal, Scheide oder Urethra. Diese Schmerzen sind vom Patienten oft schwer zu lokalisieren oder einem Organ zuzuordnen. Psychosoziale Probleme spielen bei der Schmerzverarbeitung mit herein und müssen therapeutisch interdisziplinär berücksichtigt werden (s. Kapitel 4).

Lokale Läsionen lösen zentralnervöse Reaktion aus, die durch eine myofasziale Spannungserhöhung benachbarte Organgebiete befallen können. Die Umschaltung im 1. Motoneuron ermöglicht eine Beteiligung dieser benachbarten Organfunktionen. So werden Probleme mit der Miktion durch Schmerzen z.B. bei der Divertikulitis verständlich, auch wenn keine direkte Entzündungsbeteiligung der Blase besteht und umgekehrt Defäkationssymptome bei Harnwegsinfektion oder Prostatitis.

Schmerzlokalisation

Eine Einteilung nach Regionen *oberhalb, in* und *unterhalb* der Beckenbodenebene erscheint sinnvoll für eine bessere Organdifferenzierung:

Schmerzzustände oberhalb des Beckenbodens mit den Störungen der Funktion des Rektum durch Verlagerung (Prolaps, Intussuszeption, Zelenbildung) und mangelhafter Reservoir- oder Entleerungsfunktion gehen in erster Linie vom Darm, dem weiblichen Genitale und der Blase aus. Hier sollen die dem Darm zuzuordnenden Störungen beschrieben werden.

Unter *Kolonfunktionsstörung* (Motilitätsstörung) verstehen wir eine gestörte Transportfunktion des Dickdarms, die sowohl zu schnell als auch zu langsam sein und unterschiedliche Ursachen haben kann. Das Transportsystem Darm wird bei Entwicklungsfehlern oder sekundärer Schädigung vom Bindegewebsgerüst, Muskulatur oder enterischem Nervensystem beeinträchtigt, bei vermehrter oder verminderter Kontraktion, Entzündung oder Lähmung geht diese Störung auch mit Schmerzen einher, wie sie durch die (Über-) Dehnung von Hohlorganen entstehen. Die Vielfalt von Einflüssen auf die Darmmotilität ist in Abbildung 5.1 schematisch dargestellt und soll den vielfach zu einseitig betrachteten Störungen wie Obstipation oder Diarrhö den Makel einer selbstverschuldeten Krankheit mit psychischem Hintergrund nehmen. Tabelle 5.2 listet eine Vielzahl heute bekannter Neurotransmitter auf, die bei der Darmmotilität wirksam und durch zahlreiche Untersuchungen beim Morbus Hirschsprung, den schweren Obstipationsformen und der Divertikelkrankheit [10, 28, 30, 35, 36] belegt sind. Nitrat entsteht z.B. im Rahmen der Verdauung im Darm, es kann aber nur bei einem normalen enterischen Nervensystem wirksam werden, ein fehlerhafter Wandaufbau beispielsweise bei der Desmose

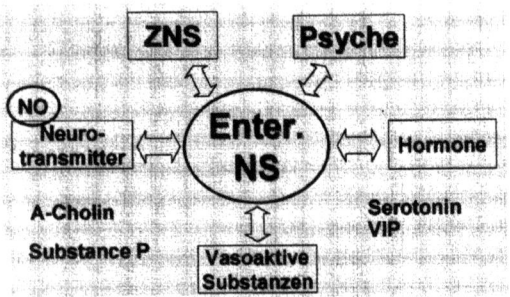

Fig. 5.1. Einflüsse auf das enterische Nervensystem

Tabelle 5.2. Neurotransmitter

- Somatostatin
- Serotonin
- Motilin
- Laminin 3
- Encephalin
- Substance P
- Tyrosine hydrolyase
- CGRP   Calcitonin (Gene-related Peptide)
- EDN 3   Endothelin-3
- EDNRB   Endothelin-B-Rezeptor
- GDNF   Glial Cell line-derived neurotrophic Factor
- NPY   Neutrophin Y
- NT-3   Neurotrophin 3
- NTN   Neuroturin
- RET   Rearranged during Transfection
- RTK   Receptor Tyrosine Kinase
- TRK C   Tyrosine Kinase C
- VIP   Vasoactive Intestinal Polypeptide

[8, 16, 22] verursacht daher dennoch ein Motilitätsdefizit und führt damit auch zu Funktionseinbußen und Schmerzen.

Als *Folge* davon kann es durch erhöhten intraluminalen Druck zu einer *Divertikulose* mit nachfolgender Entzündung in der Kolonwand und perikolisch zu Stenose oder Perforation, in Extremfällen zu einem *Megakolon* vor der Stenose, zu einer *Intussuszeption* am rektosimoidalen Übergang oder im Rektum, durch die intraabdominelle Druckerhöhung zu *Hernien* und zum *Rektumprolaps* mit Entleerungsstörungen (outlet obstruction) oder Inkontinenz des anorektalen Verschlussorgans bzw.

der Blase als typischen Zeichen einer *Beckenbodeninsuffizienz*.

Mit steigendem Alter entwickeln sich überwiegend in der Hochdruckzone des unteren Sigma *Divertikel*, die sich entzünden und dann zu einer relativen Stenose führen können, nicht so selten kommt es zu einer gedeckten, relativ selten zu einer freien *Perforation* mit dann allerdings lebensbedrohlicher Peritonitis.

Auch wenn es sich noch generell um bisher nicht vollständig bewiesene, zum Teil hypothetische Zusammenhänge handelt, so lässt sich daraus doch ein *pathogenetisches Prinzip* ableiten! Das Bindeglied zwischen den hier genannten Krankheiten stellt in erster Linie die gestörte Kolonfunktion dar, die wegen des mangelhaften Transportes mit zu langem Verweilen von Stuhl im Darm, daraus resultierender bakterieller Zersetzung mit Gasentwicklung einen intraabdominellen Überdruck hervorruft. Die intraluminale Gasvermehrung induziert durch Dehnung Schmerzen bei mangelhafter Entspannungsfähigkeit der Muskularis eine Muskularishypertrophie und die Entwicklung von Divertikeln; Rückstau der Ingesta im Magen bewirkt eine Überlastung mit Reflux und Hiatushernie; Meteorismus entsteht nicht durch vermehrtes Luftschlucken bei hektischem Essen sondern durch vermehrte Gasentwicklung im mangelhaft transportierenden Kolon; nicht selten resultiert daraus eine explosionsartige Stuhlentleerung mit Inkontinenz; der Beckenboden wird überdehnt und somit denerviert, die Inkontinenz durch neurogene Sphinkterschädigung verstärkt.

Dass Schmerzen sowohl im Abdomen als auch im Beckenbereich ein häufiges Symptom von Patienten mit Kolonmotilitätsstörungen sind, wird durch eine große Studie deutlich, bei der 211 von 2042 Patienten mit schwerer Obstipation großen Bauchoperationen unterzogen wurden, 84% hatten Bauchschmerzen, 90% mussten heftig pressen zur Defäkation, 74% hatten eine schmerzhafte Stuhlentleerung, fühlten sich danach aber noch in 85% unvollständig entleert und hatten in 69% Schmerzen im Beckenbereich und fühlten in 55% eine vaginale Geschwulst [19].

Die Verwechslungsmöglichkeit von Schmerzen, die durch eine Prostatitis oder eine Analfissur ausgelöst werden, ist durch die muskuloligamentäre Verquickung des Beckenbodens von Prostata und Analsphinkter verständlich. Beide Erkrankungen können gemeinsam vorkommen, wobei die Analfissur evtl. der bakteriellen Prostatitis vorausgeht. Bei den Schmerzzuständen im Rahmen eines Rektumprolapses oder der Outletobstruktion müssen noch weitere Wege bedacht werden: eine ödematösentzündliche Komponente durch den im Sphinkterapparat „eingeklemmten" Darm mit der sich entwickelnden Hypoxie, eine Dilatation des Rektums bei Obstruktion auf der Basis einer neuronalen Störung (Hypo-, Aganglionose) ebenso wie die Belastung des Beckenbodens durch Eingeweide, die durch ihre Verlagerung (Entero-, Sigmoidozele) die Passage des Rektums behindern oder den Analkanal von innen obstruieren. Besonders Frauen mit einer Kolonmotilitätsstörung und daraus resultierenden Folgeschäden, zu denen der Prolaps und die häufig parallel gehende Inkontinenz zu zählen sind, klagen auch über Rücken- bzw. Kreuzschmerzen, die man sich als „Ziehen" der verlagerten Eingeweide an ihren ligamentären Aufhängesystemen, evtl. auch als Folge einer dadurch entstehenden Ischämie und nervalen Dehnung erklären kann (s. auch Kapitel 3).

Die nach Voroperationen im kleinen Becken aus ärztlicher Aporie und oft reflexhaft als Alibi angeschuldigten „Verwachsungsbeschwerden" liefern nur selten eine relevante Erklärung. Wir sehen Verwachsungsbäuche, bei denen keine einzige Dünndarmschlinge mehr frei beweglich ist, ohne dass deswegen irgend eine Schmerzsensation geklagt wird. Eine holländische, kontrollierte Multicenterstudie konnte gegenüber der allein diagnostischen Laparoskopie keinen Vorteil von Adhäsiolysen bei chronischen Bauchschmerzen und Verwachsungen nachweisen [39], die geklagten Schmerzen waren dadurch nicht relevant beeinflusst worden.

Andererseits kann die Darm-Passage in manchen Fällen durch Fixierung des Sigmas, einzelner Dünndarmschlingen oder eines Konglomerates im kleinen Becken so behindert sein, dass bei Füllung und relativer Stenose der abführenden Schlinge ein Dehnungsschmerz der prästenotischen Schlinge entsteht, der wegen der verzögerten Entleerung und mangelhaften Entlastung einen Subileus hervorrufen kann. Erst durch bakterielle Zersetzung und Gas-Entwicklung mit Überdruck wird ein Weitertransport der Ingesta erzwungen und der Schmerz gelindert. Auch bei Darmtorsion infolge fehlerhafter Anlage einer Anastomose sind sowohl durch die damit verbundene Gefäßtorsion mit sekundärer Ischämie als auch durch die Passagebehinderung Schmerzen erklärt.

Zu einer Replaparotomie entschließt man sich in der Folge vieler Voroperationen verständlicherweise schwer. Die Resektion des meist nur unter Zerstörung zu entfernenden Darmsegmentes kann die damit verbundenen Schmerzen in manchen Fällen beheben sollte aber die verursachende Dickdarmfunktionsstörung als möglichen Auslöser des Adhäsionsbauches berücksichtigen und korrigieren.

Tabelle 5.3. Differenzialdiagnose von Schmerztypen

Typ	Ursache
■ sensorischer Schmerz	Fissur, Kryptitis, Rhagaden, erosives Ekzem
■ Wundschmerz	Trauma, Operation
■ Spannungsschmerz	Stauung, Hämatom, Thrombose, Abszess
■ Narbenschmerz	Zust. nach Trauma, Operation
■ Phantomschmerz	Zust. nach Rektumexstirpation
■ Ischämieschmerz	Durchblutungsminderung
■ funktioneller Schmerz	Dysfunktion des Anorektum, Prolaps, Cele

Schmerzcharakter und Chronifizierung

Eine Differenzierung in verschiedene Ursachen der Schmerzauslösung (Tabelle 5.3) kann eine diagnostische Hilfe sein. Drei typische Beispiele für eine Schmerzauslösung durch Dilatation von Hohlorganen sollen die Genese verdeutlichen:
- der Harnverhalt kann einen paralytischen Ileus oder akuten Bauch verursachen - der Blasenkatheterismus beseitigt den Schmerz sofort und damit auch die Atonie des Darmes;
- eine Koprostase/Dyschezie kann einen Peritonismus ähnlich einer „Appendizitis" auslösen, sie bedingt durch die Last des gefüllten Darmes Druck auf den Beckenboden; die rektale Entlastung, Ausräumung oder rektoskopische Absaugung beseitigt auch hier den Schmerz; wir machen uns dies täglich bei der postoperativ physiologischen Darmatonie zu nütze, indem wir nach Dickdarmresektionen aus der Rektumampulle mit einem Darmrohr Gas und flüssigen Stuhl entleeren und die Patienten vom Überdruck und den damit verbundenen Schmerzen befreien;
- schließlich löst eine Dilatation des Darmes durch Insufflation von Gas bei der Koloskopie oder bei der Kolondoppelkontraströntgenuntersuchung Schmerzen aus, die ebenfalls durch Absaugen sofort beseitigt werden können; dieser Situation vergleichbar ist auch der Bauchschmerz bei der Laktoseunverträglichkeit, wenn im Dünndarm mangels der milchzuckeraufschließenden Laktase die Resorption unterbleibt, ins Zäkum gelangt durch bakterielle Aufspaltung eine enorme Gasmenge und daraus resultiert eine dilatationsbedingte, sekretorische Diarrhö.

Diese Mechanismen verdeutlichen, dass eine mangelhafte Entlastung bei den Entleerungsstörungen Schmerzprozesse chronifizieren können. *Schmerzchronifizierung* bedeutet nach Gerbershagen die Ausbreitung begrenzter Funktionsstörungen oder Krankheiten auf benachbarte Organsysteme und Körperregionen. So können durch die zentrale Speicherung (sog. Schmerzgedächtnis) noch Jahre nach einem akuten Ereignis zentral fixierte Engramme bei Reizung einer Region erneut gebahnt werden. Die veraltete Vorstellung, dass man mit den Schmerzen leben müsse, wenn sich keine fassbare Ursache und daher auch keine Therapie ableiten lässt, erzeugt nicht selten gerade eine Chronifizierung, die dann irreversibel sein kann. Besonders der Druck im Unterbauch wird gebietsbezogen von jeder Fachgruppe bei vermeintlich pathologischem Befund aus dem bekannten Organreservoir „symbolisch" behandelt, was mangels Effektivität und Persistenz zu häufigen Arztwechseln und zur Chronifizierung geradezu beiträgt.

Wie auch an anderer Stelle dieses Buches dargestellt wird, ist deshalb ein interdisziplinärer Therapieansatz notwendig, denn die

Schmerzen am oder im Beckenboden haben entsprechend den Organsystemen, die oberhalb (Blase, Genitalorgane, Darm), in der BB-Ebene (Muskulatur, Ligamente) und an den Fixierungsansätzen sowie unterhalb im Weichgewebe und den Organmündungen lokalisiert sind, vielfältige Ursachen, die auf Krankheiten der unterschiedlichen Organsysteme, ihre Funktion, Fehlfunktion, ihre Lage bzw. Verlagerung zurückgeführt werden können.

Die Verlagerung von Schmerzen aus einem Eingeweideorgan auf das parietale Peritoneum wird als „Parietalisierung" bezeichnet; dies trifft auch für die drei Beckenorgansysteme zu, die bei Übergreifen von Entzündungen, Tumoren oder bei „Belastung" durch Verlagerung das Douglas-Peritoneum involvieren. Klassisches Beispiel für eine Parietalisierung bietet die Appendizitis im rechten Unterbauch. Alle unpaarigen Organe der Bauchhöhle melden ihren (viszeralen) Schmerz unabhängig von ihrer Lage relativ undifferenziert periumbilikal, meist begleitet von Übelkeit oder Erbrechen; erst das Fortschreiten der Entzündung, die primär in der Mukosa ausgelöst wird und auf die Darmwand bis zur Serosa übergreift und damit sekundär das benachbarte Peritoneum parietale einbezieht, lokalisiert den Schmerz an den McBurney-Punkt. Der gleiche Mechanismus spielt sich bei der Divertikulitis („Linksappendizitis") im linken Unterbauch ab, bei Penetration der Entzündung durch die Schichten der Darmwand nach außen entsteht aus einer Divertikulose die Divertikulitis, durch Verklebung im kleinen Becken folgt sowohl eine bleibende Behinderung der Passage als auch bei Füllung ein Schmerz durch Beteiligung der Serosa und schließlich eine „Parietalisierung" nach links lateral oder zur Blase.

Alle paarigen Organe (Nieren, Ureter, Adnexe) melden ihre viszeralen Schmerzen auf der Seite der Entstehung. Bei der Uretersteinkolik kann aber der Schmerz auch auf die Umgebung, in diesem Falle den Iliopsoas übergreifen und dort „vermerkt", d. h. verewigt werden, so dass es bei späterer Reizung der Umgebung wieder zu den gleichen Kolikschmerzen kommt (s. Kapitel 3).

Das Rektum wird nur in seinem oberen Anteil vorn und partiell seitlich von Serosa bedeckt, distal und dorsal wird es vom rektalen Fettkörper mit Blut-, Lymphgefäßen und Nerven umgeben. Tumoren oder Entzündungen in all diesen Strukturen ermöglichen durch Verdrängung, Einwachsen oder Entzündung eine Schmerzauslösung. Als unpaarigem Organ werden die Schmerzen auch aus dem Rektum zunächst nach zentral, d. h. periumbilikal gemeldet und empfunden. Eine übermäßige Fülle mit Stuhl und Entleerungsbehinderung löst also generell Bauchschmerzen aus, über Dehnungsrezeptoren werden diese auch im Beckenboden vermittelt.

In den Rom-Kriterien [43], einer von einer überwiegend gastroenterologischen Arbeitsgruppe erarbeiteten Symptomkonstellation bei Obstipation, werden Schmerzen als Begleitsymptom bei der erschwerten Defäkation nicht erwähnt, obwohl die Kriterien des „obstipationsdominanten Colon irritabile" neben dem Wechsel von Obstipation und Diarrhö Schmerzen durchaus ebenso einschließen wie das Gefühl unvollständiger Stuhlentleerung!

Die Verklebung des Sigmas mit der Blase führt selten zu einer Sigma-Blasen-Fistel mit Fäkalurie, viele Patienten berichten aber auf gezieltes Nachfragen über ein „Globalgefühl" bei Füllung von Blase oder Darm, d. h. sie können nicht sicher unterscheiden, ob sie nun Drang zum Wasserlassen oder zur Stuhlentleerung haben. Egal ob sie nun ein Defäkation und/oder eine Miktio hatten, nach der Entleerung lässt dieses – meist auch unangenehme bzw. schmerzhafte – Gefühl nach, bis eine erneute Füllung des Hohlorgans wieder den Schmerz hervorruft.

Aus diesen Mechanismen heraus müssen wir uns auf Störungen der Biomechanik des Beckens einlassen, wenn wir Schmerzzustände klären und behandeln wollen. Hier sind zusätzlich „Ligamentosen" und muskuläre Verspannungen, die auch zu Fehl- oder Schonhaltungen mit sekundären Schmerzpotenzialen beitragen, zu beachten (vgl. Kapitel 3). Umgekehrt können jedoch auch Störungen von Blasen- und Darmfunktion sekundär über Funktionsstörungen der Beckenbodenmuskulatur entstehen, wie z. B. bei Missbrauchs- und Vergewaltigsopfern (vgl. Kapitel 4), die primär das psychische Trauma haben, sekundär aber somatisch über Miktions- und Defäktionssymptome auffällig werden. Die Anamneseerhebung muss das berücksichtigen.

Tabelle 5.4. Chronischer Beckenbodenschmerz

Funktionell oder organisch verursachte Schmerzen:
- Kokzygodynie
- Proktalgia fugax sive nocturna
- Sakralgie
- Levatorsyndrom
- Ligamentose, muskuläre Fehlhaltung
- Anismus (Dystonie), spast. BB-Syndrom, paradoxe Puborektalisreaktion
- Endometriose
- Descending-perineum-Syndrome (VW-Prolaps+Deszensus)
- Koordinationsstörung zwischen Sigma, Rektum und Kontinenzorgan – Blase, Genitale
- Funktionelle Störung im Zusammenhang mit Outletobstruktion

Retrorektale Tumoren:
- Schwanzdarmzysten (Tailgut Cysts)
- Hamartome
- Rektumdoppelanlagen
- Dysontogenetische Zysten
- Epidermoid-, Dermoidzysten
- Teratome, Teratokarzinome
- Proktodealdrüsenzysten
- Chordome des Sakrum
- Sakrale Meningozele

Die Vielfalt der Begriffe für „ähnliche" Phänomene zeigt besonders bei so missverständlichen Diagnosen wie dem „paradoxical puborectalis syndrome", welche Schwierigkeiten bestehen, Schmerzursachen plausibel zu klären. Unter diesem Syndrom wird von unterschiedlichen Autoren alles subsummiert, was im und am Beckenboden Schmerzen hervorrufen kann (Tabelle 5.4) – von der echten Dystonie oder dem Anismus, über die „Proctalgia fugax", Endometriose oder die Fehlkoordination von Stuhlentleerungsabläufen bis hin zur reaktiven Neurose oder endogenen Psychose. Bei der Neurose haben wir es mit dem alten Streit von „Henne oder Ei" zu tun: was war vorher da, der organische Schaden oder die Reaktion auf mangelhafte Klärung durch die Medizin, welche die Vielfalt der Einflüsse und Auswirkungen nicht zuordnen konnte? Eine fehlerhafte Sauberkeitsdressur im Kleinkindalter kann zur Beckenbodenfunktionsstörung führen mit dem Störungssymptom von Blase von Darm.

Auch die Begriffe Kokzygodynie, Proktalgia fugax, Sakralgie, Sphinkterspasmus und Levatorsyndrom werden je nach Autor überwiegend als „Neuropathie unklarer Genese" betrachtet, die, wenn überhaupt, rein symptomatisch oder psychosomatisch anzugehen sei. Zusammenhänge mit Funktionsstörungen von Kolon, Rektum, Anus mit gestörter Stuhlentleerung oder muskulo-ligamentäre Fehlfunktionen des Beckens werden nicht beachtet, obwohl doch ein Teil dieser Schmerzzustände nach eigener Erfahrung allein durch die Regulierung der Stuhlkonsistenz und Frequenz zu beheben sind. Sowohl lang anhaltendes Pressen bei der Defäkation als auch häufige Stuhlentleerungen eines eher breiigdünnen oder gar flüssigen Stuhls führt zu mechanischen oder durch die chemische Aggressivität zu Läsionen und Entzündungen des Anoderms und der Analhaut mit daraus resultierenden Schmerzen. Lokaler Entzündungsschutz auf der einen Seite und Entspannung mit mehrmals täglich Nitrosalbe (Cave: Nitratkopfschmerz!) oder neuerdings einer 0,2%igen Salbe mit einem Ca-Antagonisten (Diltiazem) auf der anderen Seite können eine übermäßige Sphinkterspannung im Rahmen einer Fissur beseitigen, wie dies mit einer Botox®-Injektion bekanntermaßen zu erzielen ist: Eine Stuhlregulierung mit Ballast-, Quellstoffen (z.B. Psylliumpräparate) als Begleitmaßnahme ist aber unumgänglich.

Die interdisziplinäre Abklärung von Ursachen der Stuhl- und Harninkontinenz, Zusammenhänge zwischen Beckenbodeninsuffizienz und den vielfältigen Formen von Prolaps der Beckenorgane sowie den sie umgebenden Strukturen des muskulo-ligamentären Halteapparates und dem Beckengerüst mit seiner Biomechanik hat uns Einblicke in die Schmerzentstehung aufgezeigt. So beschäftigen uns in der Proktologie jetzt vor allem die Störungen im Zusammenspiel zwischen Kolonmotilität, Outletobstruktion und die daraus resultierenden Schädigungen des Beckenbodens. Manometrie, EMG, Endosonographie und MRT haben zur Darstellung von Funktion und Anatomie wesentlich beigetragen. Dennoch sind viele Einzelheiten ungeklärt, auch schwere anatomische Schäden oder Verlagerungen von Organen gehen nicht regelhaft mit Schmerzen einher. Möglicherweise bedingt aber ein Zusammentreffen verschiedener Organschäden die Entstehung von begleitenden Schmerzen. Retrorektale Raumforderungen durch Tumoren, Zysten oder verlagerte Organteile, besonders von Rektum, Sigma oder Dünndarm, aber auch durch einen Uterus myomatosus oder eine Endometriose können eine Outletobstruktion mit gestörter Passage von Gas oder Stuhl hervorrufen und damit Schmerzen bedingen. Auch die gegenseitige Irritation von Blase und Darm bei gestörter Funktion, Entzündung oder Tumor können zur Schmerzauslösung beitragen. Diese Störungen rechtzeitig zu erkennen und je nach Befund fachübergreifend konservativ funktionell zu beeinflussen oder bei mechanisch bedingten Schäden und degenerativen Defekten der Darmmotilität operativ zu korrigieren, muss unser Ziel sein. Um den Einfluss der verschiedenen Organe und Funktionen auszuloten, bedarf es einer gezielten Anamnese und situationsbedingt gestuften Diagnostik (Tabelle 5.5), die zwar umfangreich, aber dadurch weniger lückenhaft die Einflüsse zu erklären vermag. Alle dabei erhobenen Befunde der verschiedenen Fachgebiete entsprechen oft nur Symptomen, die gelegentlich in die Irre führen können, sie sind noch keine Diagnosen! Erst der fachübergreifende Konsens kann eine therapeutische Konsequenz bedingen:

Anamnese, Scores (differenzierend nach Obstipation, Outletobstruktion, Kontinenz und Inkontinenz) und Stuhlprotokoll, zeigen das Ausmaß der Symptomatik auf, wobei mit den Scores durchaus Diskrepanzen zu den geschilderten Problemen erkannt werden können, sie dienen allenfalls zur Objektivierung des Schweregrades der genannten Störungen. Zur Relevanz der verbreiteten Aussage, dass 3 Stuhlentleerungen pro Tag oder 3 mal pro Woche „normal" sei, darf getrost gezweifelt werden, sie hat allenfalls die Beruhigung des Patienten im Auge, dass er sich deswegen schon nicht „vergiften" werde.

Die abdominale und perianale Inspektion und Palpation sowie die rektale Austastung von Analkanal und Rektum dient der Erkennung von Schmerzlokalisationen und Resistenzen, gibt Auskunft über den Tonus und die Willkürspannung des Sphinkterapparates, Muskeldefekte oder eine neurogene Schädigung, umschriebene Epitheldefekte, Mulden, Indurationen oder Tumoren, vermehrte Verhärtung der Levatormuskulatur oder Anspannungen; Narben geben Hinweise auf vorausgegangene Verletzungen oder Operationen, Schwellungen auf entzündliche oder degenerative Läsionen.

Beim willkürlichen Pressen werden ein Descensus perinei, vaginae oder uteri, evtl. auch eine Rekto-, Entero- oder Zystozele, und ein Anal-, Hämorrhoidal- oder Rektumprolaps erkennbar.

Die abdominelle Auskultation kann zusätzliche Information liefern über Dünndarmstenosen (Hyperperistaltik, spritzende Geräusche etc.) oder eine vermehrte Luft- oder Flüssigkeitsfüllung des Darmes bei gestörtem Transport.

Die *Rektoskopie* spürt entzündliche oder tumoröse Veränderungen der Schleimhaut im maximal 30 cm erreichbaren distalen Dickdarm auf, lässt eine vermehrte Darmspannung oder Verengung, evtl. Divertikel im unteren Sigma erkennen, die *Proktoskopie* (beide bei Bedarf mit Biopsie) die Pathologie des Analkanals, speziell ein Hämorrhoidalleiden, pathologisch vergrößerte Analpapillen, Fissuren, entzündete Krypten oder Fisteln etc.

Zur Klärung einer Dysganglionose bzw. Aganglionose (Morbus Hirschsprung) sind tiefe Biopsien aus der Darmwand notwendig, die nicht nur die Schleimhaut betreffen; dabei besteht aber immer die Gefahr der Blutung, Perforation, Infektion und Sepsis, weshalb zumindest eine Narkosebereitschaft bestehen sollte! Eine entsprechende Aufklärung der Patienten ist obligat.

Die *röntgenologischen Kolonveränderungen* (Elongation, verstärkte oder verminderte Haustrierung, Divertikel, Transverso-, Rektosigmoidptose, Cul-de-Sac oder Sigmoidozele, Leporellokonfiguration des Rektosigmoid, Kaskaden, Fahrradschlauchphänomen,...), der verlangsamte oder beschleunigte Transport mit Obstipation, Diarrhö, Meteorismus und durch Dilatation bedingten Leibschmerzen sprechen für eine Funktionsstörung auf der Basis einer Dysganglionose bzw. intestinalen neuronalen Dysplasie. Durch den daraus sich ergebenden intraabdominellen Überdruck werden Veränderungen im Beckenbodenbereich mit Prolaps,

Tabelle 5.5. Diagnostik der Kolonmotilitätsstörungen mit Kombinationsschäden

Untersuchungsgang:	zu klärende Frage:
Anamnese, Scores, Stuhlprotokoll	ermöglicht zielgerichtetes Diagnostikprogramm
Inspektion + Palpation abdom. + perianal + rektal-digital	Narben, Induration, Resistenzen, Deszensus, Prolaps After geschlossen, klafft beim Spreizen bzw. auf Zug
digitale Untersuchung	Tonus, Willkür, Tumor, Infiltration, Stuhlbolus
Rektoskopie (nur nach Klysma!) (evtl. mit Biopsie)	Stuhlreste + Beschaffenheit (Konsistenz, Unverdautes) (s. auch Koloskopie)
(funktionelle) **Proktoskopie** Pressen „wie zum Stuhlgang"	innerer (latenter) Prolaps
(**Koloskopie**) nach „maximaler" Reinigung	nur zum Ausschluss von Tumoren oder Entzündungen geeignet, keine oder geringe Aussagefähigkeit über Funktion, Lage (z.B. Malrotation, Haustrierung), Dilatation, Divertikel-Ausmaß
(**virtuelle MR-Koloskopie**)	noch nicht evaluiert
Ösophago-Gastro-Duodenoskopie	Refluxkrankheit
Kolondoppelkontraströntgen	Kolonmorphologie, Funktion, Rotations-, Lagefehler, Spastik, Divertikel, Dilatation, Megasierung
in Kombination mit **Defäkographie**	Deszensus, Prolapsformen, Entleerungsbehinderung
Transitzeit (nach Hinton) (Szintigraphie: noch nicht evaluiert)	nur mit gleichzeitigem **Stuhlprotokoll** verwertbar!
Manometrie, Barostat, Biofeedback, Ballonexpulsionstest, rektoanaler Inhibitionsreflex	anorektale Koordination und Rektumcompliance
EMG, PNTML	neurogene Sphinkterschädigung
dynamisches Beckenboden-MRT	Verlagerung aller 3 Organkompartimente im Becken
internistisch-gastroenterologische Untersuchung mit Exhalationstesten	Schilddrüsenfunktion, Sprue, Diarrhöursachen, Unverträglichkeiten, Bauchschmerzen durch Gärung, bakterielle Fehlbesiedelung (z.B. Laktoseintoleranz, Fruktosemalassimilation)
(**konventionelles CT, MRT von Abdomens und Becken**)	zur Tumordiagnostik hilfreich, bei Inkongruenz von Befunden
PE aus Mukosa, Submukosa, Darmwand, Internus, Externus	diagnostische Absicherung einer „A- oder Dysganglionose" bzw. „Desmose"
Laparoskopie, evtl. parallel mit Endoskopie und Biopsie (?)	Evaluation einer Entzündung oder eines Tumors
urologische Untersuchung mit **Urodynamik**	Harninkontinenzformen (Stress, Urge)
gynäkologische Untersuchung	Hormonstatus etc. (z.B. Östrogenmangel, Endometriose)
Schmerzkonsil (Anästhesie)	muskulo-ligamentäre Beckenbodenprobleme, muskuläre Dysfunktion
psychosomatische Exploration	primäre/sekundäre Reaktions-, Verhaltensweisen, Neurosen, Psychosen

Rekto-, Entero-, Zystozele, Anal- und Hämorrhoidalprolaps, sowie die (neurogene) Inkontinenz begünstigt. Die Kolondoppelkontrastuntersuchung, vor allem in Kombination mit der Videodefäkographie, zeigt diese Anomalien von Form und Lage sowie eine Verlagerung bei der Defäkation an, besonders wichtig zur Klärung einer Obstruktion durch Sigmoido- oder Enterozele. Je nach Befund muss auch ein dynamisches Beckenboden-MRT durchgeführt werden, um die Zusammenhänge zu veranschaulichen.

Die Koloskopie kann zwar eine Veränderung der Schleimhaut bei Tumor oder Entzündung darstellen und gleichzeitig durch Biopsie klären, nicht aber Lage und Funktion des Darmes und der Wand. Im übertragenen Sinne verdeckt die Tapete das marode Mauerwerk. Auch die virtuelle Koloskopie mit CT oder MRT ist noch zu wenig verfügbar und auch nicht evaluiert, so dass die konventionellen Methoden bisher nur in Ausnahmefällen zu ersetzen sind.

Therapie

Die *Therapie* der speziellen Erkrankungen des chirurgisch-proktologischen Bereiches sollte stufenweise erfolgen, wobei einfache schmerzauslösende Ursachen wie Analfissuren, Entzündungen des Analkanals oder unteren Rektums gezielt angegangen werden sollten, während Kolonmotilitätsstörungen mit den vielfältigen sekundären Veränderungen einer bestimmten Hierarchie unterliegen. Die Reihenfolge der Korrekturen hängt vom Befund ab. Dabei sollte zuerst die Entlastung des Beckenbodens durch eine abdominelle Operation mit Resektion von Kolon mit gleichzeitiger Rektopexie erfolgen, die auch nach Bedarf in Absprache mit dem Gynäkologen und Urologen in ein- und derselben Narkose durchgeführt werden kann.

Sowohl die alleinige Rektopexie beim Prolaps [29] als auch die partielle Kolektomie bei der chronischen („slow transit") Obstipation haben wegen der ungünstigen funktionellen Ergebnisse einen schlechten Ruf, erstere wegen der meistens resultierenden Obstipation [4], letztere wegen der Diarrhö in mindestens einem Drittel der Fälle [6, 14]. Das liegt nach unserer Erfahrung daran, dass die Symptome zu wenig bekannt sind bezüglich ihrer Ursachen und bei den Kolonmotilitätsstörungen zu wenig auf die Kombinationsschäden (s.o.) Rücksicht genommen wird. Eine entsprechend simultane Korrektur bei einer Operation unterbleibt daher und fördert eine Symptompersistenz oder gar eine Symptomverschlechterung.

Obwohl mindestens seit 1969 [6] der Vorteil der Resektion beim Rektumprolaps immer wieder betont wird und verschiedene Autoren [15, 33, 34] immer wieder auf die Notwendigkeit der Verkleinerung des im Vergleich zum meist spastisch engen Sigma mit einem Kalibersprung auffällig dilatiert erscheinenden Rektum hingewiesen haben, hat durch die Einführung der laparoskopischen Operationsmethode die Rektopexie ohne Resektion eine unbegründete Renaissance erlebt. Auch die zum Prolaps führende Kolonmotilitätsstörung [2, 18, 20, 36] wird nicht berücksichtigt. Der hohe Prozentsatz von abdominellen und multifaktoriell verursachten Beckenbodenschmerzen bei der chronischen Obstipation mit Rektumprolaps, Beckenbodeninsuffizienz, Inkontinenz und Entleerungsstörung kann aber nur durch den Versuch einer weitgehend normalen Stuhlentleerung durch Verkleinerung des Reservoirs Rektum, mit einer Beseitigung der Faltung des S-förmig gekrümmten Rektum und eine Normalisierung der Stuhlpassage im Kolon und Rektum verbessert werden. Die Rektopexie ohne Resektion führt zu einer Verschlechterung der Funktionsstörung, Zunahme der Obstipation und bedingt langfristig wieder einen Prolaps. Eine Outletobstruktion, gleichgültig ob durch einen Tumor oder durch eine Organverlagerung im Sinne einer Entero-, Sigmoido- oder Rektozele verursacht, bedarf der Beseitigung. Hierzu gehört bei Übergewichtigen auch die Reduktion des die Passage im Becken behindernden Fettgewebes, wobei Letzteres besonders schwierig zu erreichen ist.

Alle operativen Maßnahmen erfolgen sinnvollerweise gemeinsam mit dem Gynäkologen, sofern eine Hysterektomie, Endometriose oder ein Adnexprozess, und mit dem Urologen, sofern eine Harninkontinenz oder ein Deszensus perinei zu korrigieren sind. Oft sind postoperativ noch zusätzliche krankengymnastische und osteopathische Maßnahmen, eine Verhaltens- und Ernährungsberatung, Unterstützung der Verdauung im Dünndarm durch Pankreasenzyme und die Anwendung von Entleerungshilfen (Klistiere oder die oft effektivere Irrigation mit Instillation von 2–4 mal bis zu 500 ml lauwarmem Wasser) sowie eine psychologische Begleitung der Patienten erforderlich.

Auf diese Weise kann das zunächst therapieresistente komplexe Problem des chronischen Schmerzes im Beckenbereich gelindert oder behoben werden.

Literatur

1. Bascom JU (1998) Pudendal canal syndrome and proctalgia fugax: a mechanism creating pain. Dis Colon Rectum 41:406
2. Bochard F et al (1991) Innervationsstörungen des Dickdarms – Klassifikation und Diagnostik. Ergebnisse einer Konsensus-Tagung der Arbeitsgemeinschaft für Gastroenteropathologie vom 01. 12. 1990 in Frankfurt/Main
3. Celik AF, Katsinelos P, Read NW, Khan MI, Donnelly TC (1995) Hereditary proctalgia fugax and constipation: report of a second family. Gut 36:581–584
4. Dolk A, Broden G, Holmström B, Johannsson C, Nilsson BY (1990) Slow transit of the colon associated with severe constipation after the Ripstein operation. Dis Colon Rectum 33:786–790
5. Eckardt VF, Dodt O, Kanzler G, Bernhard G (1996) Anorectal function and morphology in patients with sporadic proctalgia fugax. Dis Colon Rectum 39:755–762
6. Frykman HM, Goldberg StM (1969) The surgical treatment of rectal procidentia. Surg Gynecol Obstetr, pp 1225–1230
7. Fukunaga K, Kimura K, Lawrence JP, Soper RT, Phearman LA, Loening-Baucke V (1996) Anteriorly located anus: is constipation caused by abnormal location of the anus? J Pediatr Surg 31:245–246
8. Gassler N, Helmke B, Sido B, Otto HF, Autschbach F (2001) Desmosis coli im Erwachsenenalter. Pathologe 22:214–217
9. Ger GC, Wexner SD, Jorge JMN et al (1993) Evaluation and treatment of chronic intractable rectal pain – a frustrating endevour. Dis Colon Rectum 36:139–145
10. Gordon PhH (1999) Diverticular disease of the colon. Chap. 287. In: Gordon PhH, Nivatvongs S (eds) Principles and Practice of Surgery for the Colon, Rectum and Anus, 2nd ed., pp 975–1043
11. Guy RJ, Kamm MA, Martin JE (1997) Internal anal sphincter myopathy causing proctalgia fugax and constipation: further clinical and radiological characterization in a patient. Eur J Gastroenterol Hepatol 9:221–224
12. Hansen H (1996) Beckenbodeninsuffizienz als interdisziplinäre Aufgabe. Chirurg 67:498–504
13. Ibrahim H (1961) Proctalgia fugax. Gut 2:137–140
14. Kamm MA, Hawley PR, Lennard-Jones JE (1988) Outcome of colectomy for severe idiopathic constipation. Gut 29:969–973
15. van der Sijp JRM, Hawley PR, Phillips RKS, Lennard-Jones JE (1991) Left hemicolectomy with rectal excision for severe idiopathic constipation. Int J Colorect Dis 6:49–51
16. Konig P, Ambrose NS, Scott N (2000) Hereditary internal sphincter myopathy causing proctalgia fugax and constipation: further clinical and histological characterization in a patient. Eur J Gastroenterol Hepatol 12:127–128
17. Kornel EE, Vlahakos D (1988) Intraspinal Schwannoma presenting solely with rectal pain. Neurosurgery 22:417–419
18. Krishnamurthy S, Schuffler MD, Rohrmann CA, Pope CE II (1985) Severe idiopathic constipation is associated with a distinctive abnormality of the colonic myenteric plexus. Gastroenterology 88:26–34
19. Lahr StJ, Lahr ChJ, Srinivasan A, Clerico ET, Limehouse VM, Serbezov IK (1999) Operative management of severe constipation. Amer Surg 65:1117–1121
20. Meier-Ruge W (1991) Zur Klassifikation der kolorektalen Innervationsstörungen. Verh Dtsch Ges Path 75:384–385
21. Meier-Ruge W (2000) Das idiopathische Megacolon. Neue Erkenntnisse zur Histopathologie und den muskelmechanischen Ursachen. Chirurg 71:927–931
22. Meier-Ruge WA, Holschneider AM, Schärli A (2001) New pathogenetic aspects of gut dysmotility in aplastic and hypoplastic desmosis of early childhood. Pediatr Surg Int 17:140–143
23. Miklos JR, O'Reilly MJ, Saye WB (1998) Sciatic hernia as a cause of chronic pelvic pain in women. Obstet Gynecol 91:998–1001
24. Montgomery RK, Mulberg AE, Grand RJ (1999) Development of the human gastrointestinal tract: twenty years of progress. Gastroenterol 116:702–731
25. Mountfield JA (1986) Proctalgia fugax: a cause of marital dysharmony. Can Med Assoc J 134:1269–1270
26. Murthy VK, Orkin BA, Smith LE, Glassman LM (1996) Excellent outcome using selective criteria for rectocele repair. Dis Colon Rectum 39:374–378
27. Myrtle AS (1883) Some common affections of the anus. Brit Med J 1:1061–1062
28. Ochsenkühn T, Göke B (2002) Pathogenese und Epidemiologie der Sigmadivertikulose. Chirurg 73:635–669
29. Orrom WJ, Bartolo DCC, Miller R, Mortensen NJ McC (1991) Rectopexy is an ineffective treatment for obstructed defecation. Dis Colon Rectum 34:41–46
30. Painter NS, Burkitt DP (1975) Diverticular disease of the colon. A 20th century problem. Clin Gastroenterol 4:3–21
31. Peery WH (1988) Proctalgia fugax: a clinical enigma. South Med J 81:621–623

32. Pilling LF, Wendell MS, Swenson PhD, Hill JR (1965) The psychologic aspects of proctalgia fugax. Dis Colon Rectum 8:372–376
33. Schlinkert RT, Beart RW Jr, Wolff BG, Pemberton JH (1985) Anterior resection for complete rectal prolapse. Dis Colon Rectum 28:409–412
34. Stelzner F (1994) Über die Ursache und die Therapie des Mastdarmvorfalls – Erfahrungen bei 308 Fällen aus den Jahren 1956–1991. Chirurg 65:533–545
35. Stelzner F (1998) Divertikulose und Divertikulitis. In: Chirurgie an viszeralen Abschlußsystemen: Topographie vergleichende anatomische und klinische Untersuchungen an Barrieren und Sphinkteren. Thieme, Stuttgart New York, S 98–102
36. Stoss F, Meier-Ruge W (1991) Diagnosis of neuronal colonic dysplasia in primary chronic constipation and sigmoid diverticulosis – endoscopic biopsy and enzyme-histochemical examination. Surg Endos 5:146–149
37. Suduca P (1985) Les nevralgies anorectales. Ann Gastroenterol Hepatol (Paris) 21:393–396
38. Swain R (1987) Oral clonidine for proctalgia fugax. Gut 28:1039–1040
39. Swank DJ, Swank-Bordwijk SCG, Hop WCJ et al (2003) Laparoscopic adhesiolysis in patients with chronic abdominal pain: a blinded randomised controlled multi-centre trial. Lancet 361:1247–1251
40. Thaysen ThEH (1935) Proctalgia fugax. Lancet 2:243–246
41. Thomas E, Körner W (1980) Proktologie. VEB G. Fischer, Jena
42. Thompson WG (1984) Proctalgia fugax in patients with irritable bowel, peptic ulcer, or inflammatory bowel disease. Amer J Gastroenterol 79:450–452
43. Thompson WG, Longstreth G, Drossman DA, Heaton K, Irvine EJ, Müller-Lissner SA (2000) Chap. C. Functional Bowel Disorders and D. Functional Abdominal Pain. In: Drossman DA, Corazziari E, Talley NJ, Thompson WG, Whitehead WE (eds) Rome II – The Functional Gastrointestinal Disorders, 2nd edn. Degnon Associates, McLean, VA, USA, pp 351–432
44. Wedel T, Roblick UJ, Ott V, Eggers R, Schiedeck THK, Krammer HJ, Bruch H-P (2001) Oligoneuronal hypoganglionosis in patients with idiopathic slow-transit constipation. Dis Colon Rectum 45:54–62
45. Wesselman U (2002) Klinik und Pathophysiologie der Schmerzen der Beckenorgane bei der Frau. Schmerz 6:467–475
46. Weizman Z et al (1989) J Pediatrics 114:813–814
47. Wienert V (1980) Proctalgia fugax. Proktologie Bd. 20. Schattauer, Stuttgart, S 643–646
48. Wingate DL (1991) The irritable bowel syndrome. Gastroenterol Clin North Am 20:351–362

6 Der chronische Beckenbodenschmerz aus der Sicht der Neurologie

A. WIESNER und W. JOST

Einleitung

Patienten mit chronischen Beckenbodenschmerzen haben häufig die Vorstellung, da „müsse doch ein Nerv eingeklemmt sein", der den Schmerz verursache. Tatsächlich lässt sich nur bei einem sehr geringen Teil dieser Patienten eine neurogene Läsion sichern oder zumindest mit großer Wahrscheinlichkeit vermuten. Um den Patienten unnötige Eingriffe, z.B. Dekompressions- oder Bandscheibenoperationen, zu ersparen, ist die exakte Zuordnung der Schmerzen zu einem Nerven, einer Nervenwurzel, dem Plexus lumbosacralis oder einer spinalen oder zentralen Struktur erforderlich.

Peripher-neurogene Störungen

Läsionen des N. pudendus

Anatomie. Der Nervus pudendus entsteht aus den Wurzeln S2–S4 als Hauptast des Plexus pudendus. Nachdem er aus dem Foramen infrapiriforme herausgetreten ist, zieht er um die Spina ischiadica herum, biegt ins Foramen ischidicum minor hinein und zieht von dort aus im Canalis pudendalis (Alcock-Kanal) der Fossa ischiorectalis ventralwärts. Beim Alcock-Kanal handelt es sich um eine Duplikatur der Fascia obturatoria interna, in dem neben dem Nerv auch die Pudendalgefäße verlaufen. Der Nerv teilt sich auf in die Nn. rectales inferiores, die den M. sphincter ani externus und die Haut der Analregion versorgen, die Nn. perineales und scrotales/labiales posteriores (Haut der Dammgegend und des Skrotums/Labia majora) und den N. dorsalis penis/clitoridis. Außerdem gehen Muskeläste zu den Mm. transversi perinei, dem M. bulbocavernosus und dem M. ischiocavernosus [14].

Somit versorgt der N. pudendus alle quergestreiften Muskeln des Damms einschließlich dem M. sphincter ani ext. bis auf den M. levator ani (direkte Äste des Plexus sacralis) und die Haut der Anal- und Genitalregion.

Klinik. Ein *Engpasssyndrom* des Nerven im Alcock-Kanal wird beschrieben, ist aber sehr umstritten. Typischerweise entstehen einseitige perineale Schmerzen, die im Stehen oder bei lokalem Druck im Sitzen zunehmen. Es kann zu einer Hypästhesie in den vom Pudendus versorgten Hautarealen sowie einer Lähmung des M. sphincter ani ext. kommen [6].

Diagnostik/Elektrophysiologie des Engpasssyndroms. Eine Sicherung mittels elektrophysiologischer Techniken ist nicht möglich, obwohl in der Literatur teilweise anderes behauptet wird [2, 16]. Hierfür müsste, wie bei anderen Engpasssyndromen auch, ein Leitungsblock im Alcock-Kanal nachgewiesen werden, dies ist mit den heute zur Verfügung stehenden Verfahren nicht machbar. Die zuverlässigste Diagnosesicherung gelingt bei passender Anamnese über das Ansprechen auf eine (ultraschall- oder CT-gesteuerte [9, 20]) Infiltration mit einem Lokalanästhetikum/Steroid. Die Schmerzlinderung sollte dann auch einige Tage bzw. Wochen anhalten [12].

Therapie. Angesichts der schwierigen Diagnose und der nach wie vor unklaren Datenlage sollte die Indikation zu einem operativen Eingriff sehr eng gefasst werden. Nur wenn nach Infiltration mit einem Steroid eine reproduzierbare (!), mindestens zweiwöchige, eindeutige Beschwerdebesserung aufgetreten ist, kann ein operativer Eingriff überlegt werden [12].

Andere Läsionen des N. pudendus

Klinik. Druckläsionen des N. pudendus bzw. seiner Äste sind bei Fahrradfahrern [19] und nach orthopädischen Eingriffen beschrieben. Hier kommt es typischerweise zu akut auftretenden Taubheitsgefühlen am Damm und im Genitalbereich, evtl. auch zu Blasen- und Mastdarmentleerungs- sowie Ejakulationsstörungen.

Nach gynäkologischen Eingriffen gibt es vereinzelt schmerzhafte Pudendusaffektionen, ein Pudendusschmerzsyndrom durch das Einnähen des Nervs an das Ligament sacrospinale im Rahmen einer Kolpopexie wird beschrieben [1].

Nach Geburten, bei Beckenbodensenkungen und bei chronischer Obstipation sind Schädigungen des N. pudendus sehr häufig. Hier kommt es aber typischerweise, wenn überhaupt, zu motorischen, kaum zu sensiblen Ausfällen, ein neurogener Schmerz entsteht nicht.

Diagnostik/Elektrophysiologie. Eine direkte Untersuchung des Nervs ist mittels der *elektrisch stimulierten Pudenduslatenz* möglich. Hierzu wird anal [8] oder vaginal [21] elektrisch stimuliert und die Latenz bis zur Kontraktion des M. sphincter ani externus bestimmt. Eine Leitgeschwindigkeit kann hiermit nicht bestimmt werden. Die Qualität der Untersuchung hängt sehr stark von der Erfahrung des Untersuchers ab, es bestehen erhebliche Fehlermöglichkeiten, die die Latenzzeit massiv verändern können. Ein weiterer Nachteil der Methode ist, dass lediglich die Endstrecke des Nervs gemessen wird.

Mit der *Magnetstimulation* ist eine Bestimmung der Latenzzeit zwischen Austritt der Nervenwurzel aus dem Wirbelkanal und der Kontraktion des äußeren Schließmuskels möglich [7, 13].

Hierzu wird über dem motorischen Kortex und über L1 stimuliert und am M. sphincter ani ext. abgeleitet. Es lassen sich so die zentralmotorische Leitungszeit und die magnetisch evozierte Pudenduslatenz von L1 bis zum Muskel bestimmen. Vorteil ist, dass der gesamte Verlauf des Nervus pudendus (sowie der Austritt der Nervenwurzeln) untersuchbar wird. Ein sicherer Seitenvergleich gelingt nicht, verbindliche Normwerte existieren bisher ebenfalls noch nicht.

Die *Elektromyographie* des M. sphincter ani ext. erlaubt eine Aussage über Schädigung motorischer Fasern des N. pudendus. Nachteil der Methode ist, dass sie invasiv ist, und dass nach vaginalen Geburten, Eingriffen im Bereich des kleinen Beckens und chronischer Obstipation sich häufig Veränderungen des Sphinkter-EMGs finden, so dass eine Abgrenzung beispielsweise zu einem Kompressionssyndrom hiermit meist nicht möglich ist.

Somatosensibel evozierte Potenziale, bei denen penil bzw. klitoral gereizt und nach Averaging-Potenziale kortikal über der sensiblen Rinde abgeleitet werden, erfassen die gesamte sensible Afferenz aus dem Pudendusinnervationsgebiet. Eine lumbale Ableitung, mit der ausschließlich der periphere und radikuläre Anteil der Afferenz zu erfassen wäre, gelingt nur schwer. Veränderungen der somatosensiblen Potenziale bei einem Pudenduskompressionssyndrom sind denkbar, allerdings wird dann in der Regel auch bereits klinisch eine Hypästhesie im entsprechenden Versorgungsgebiet festzustellen sein.

Nn. anococcygei

Anatomie. Die Nn. anococcygei gehen aus S3, S4, S5 und dem N. coccygeus hervor und versorgen den M. coccygeus, einen Teil des M. levator ani und die Haut über dem Steißbein und teilweise am Anus.

Klinik. Eine Läsion kann zu sensiblen Störungen im Bereich der Steißbeinspitze führen. Die Kokzygodynie soll entweder durch Irritation dieser Nerven oder der zufließenden Wurzeln zustande kommen, oder durch muskuläre Störungen. Möglicherweise können Steißbein- und chronische Mikrotraumen die Beschwerden auslösen.

Diagnostik/Elektrophysiologie. Eine elektrophysiologische oder sonstige diagnostische Sicherung ist nicht möglich, die Datenlage ist unübersichtlich.

■ **Therapie.** Bevor operative Maßnahmen ergriffen werden, sollten unbedingt sämtliche konservative Verfahren ausgeschöpft werden, inklusive der lokalen Injektion von Lidocain und Steroiden [5] (vgl. hierzu auch Kapitel 3).

■ N. ilioinguinalis

■ **Anatomie.** Der N. ilioinguinalis, aus L1 stammend, verläuft zunächst ein Stück gemeinsam mit dem N. iliohypogastricus, vom seitlichen Psoasrand zwischen Nierenlager und M. quadratus lumborum zwischen den Mm. transversus und obliquus internus abdominis und dann durch den Leistenkanal. Er versorgt gemeinsam mit dem N. iliohypogastricus die schrägen Bauchmuskeln und sensibel über die Nn. labiales anteriores die Haut über der Symphyse, der Peniswurzel, der proximalen Partie des Skrotums bzw. der großen Labien und einen kleinen Teil der Oberschenkelinnenseiten [15].

■ **Klinik.** Eine Schädigung des Nervs kann zu einer partiellen Lähmung der schrägen Bauchmuskulatur und zu Hypästhesien im oben beschriebenen Innervationsgebiet führen. Eine Läsion kann bei einer Nephrektomie oder Herniotomie entstehen. Es kommt zu neuralgiformen Schmerzen im Ausbreitungsgebiet des Nervs. Nichttraumatisch wird ein Kompressionssyndrom an den Durchtrittsstellen durch den M. transversus abdominis und obliquus internus abdominis beschrieben.

■ **Diagnostik/Elektrophysiologie.** Eine standardmäßig etablierte elektrophysiologische Messmethode existiert nicht. Ein EMG der schrägen Bauchmuskeln ist grundsätzlich möglich, hierbei könnte eine neurogene Läsion nachgewiesen werden.

■ **Therapie.** Es sollte eine lokale Infiltration mit einem Lokalanästetikum durchgeführt werden. Nur bei Ansprechen hierauf ist eine Neurolyse sinnvoll.

■ N. genitofemoralis

■ **Anatomie.** Der aus den Wurzeln L1 und L2 stammende Nerv, der sich alsbald in den R. genitalis (N. spermaticus externus) und den R. femoralis (N. lumboinguinalis) aufteilt, zieht ventral auf dem M. psoas nach kaudal. Der Ramus femoralis versorgt nach dem Durchtritt durch die Lacuna vasorum die Haut der Leistenbeuge. Der R. genitalis versorgt die Haut des Skrotums bzw. der Labien, die Hüllen des Hodens und einen kleinen Teil der angrenzenden Oberschenkelinnenseiten.

■ **Klinik.** Eine Schädigung des Nervs kann im Rahmen von Herniotomien geschehen [10] und neben einer Taubheit auch zu sehr unangenehmen Schmerzen, der sog. Spermatikusneuralgie, führen.

■ **Diagnostik/Elektrophysiologie.** Eine standardmäßig etablierte elektrophysiologische Messmethode existiert nicht.

■ **Therapie.** Es gilt das Gleiche wie für die Neuralgie des N. ilioinguinalis.

Radikuläre Störungen

■ L1/2-Syndrom

■ **Anatomie.** Bei dieser seltenen radikulären Symptomatik finden sich Schmerzen und evtl. Sensibilitätsstörungen direkt oberhalb (L1-Dermatom) bzw. unterhalb (L2-Dermatom) des Leistenbandes.

■ **Klinik.** Eine Schädigung der L1- und L2-Wurzeln findet sich gelegentlich bei einem Herpes zoster. Da hier in der Regel nach wenigen Tagen die charakteristischen Effloreszenzen auftreten, ist die Diagnose einfach. Selten kommt es auch zu inapparent verlaufenden Infektionen. Bei beiden Formen kann es zu sehr unangenehmen neuralgiformen Schmerzen kommen.

Eine Wurzelschädigung durch einen lumbalen Bandscheibenvorfall ist in seltenen Fällen ebenfalls möglich.

■ **Diagnostik/Elektrophysiologie.** Eine elektrophysiologische Diagnosesicherung ist nicht möglich. Ein lumbaler Bandscheibenvorfall zeigt sich in der Bildgebung, die Verdachtsdiagnose einer abgelaufene Zosterinfektion kann durch einen positiven Antikörperbefund im Liquor gestützt werden, wobei der Zeitpunkt der Infektion hieraus nicht bestimmt werden kann.

■ Kaudasyndrom

■ **Anatomie.** Bei einem medialen Bandscheibenvorfall kann es zu einer Affektion aller oder mehrerer distaler Wurzelfasern beider Seiten kommen. Bei einer Schädigung des Konus medullaris kann zusätzlich eine direkte Schädigung des sakralen Miktionszentrums entstehen.

■ **Klinik.** Typischerweise kommt es zu Paresen der Fußhebung und -senkung, Blasen- und Mastdarmentleerungsstörungen und Schmerzen und Sensibilitätsausfällen im so genannten Reithosenareal. Häufiger als die kompletten Kauda- oder Konus/Kauda-Läsionen sind jedoch inkomplette Läsionen, bei denen nur unvollständige Ausfälle von Sensibilität, diskrete Störungen der vegetativen Funktionen und Schmerzen bestehen.

■ **Elektrophysiologie/Diagnostik.** Das EMG des M. sphincter ani externus kann Zeichen einer frischen neurogenen Schädigung zeigen, in den ersten ein bis drei Wochen nach Eintritt der Läsion ist es jedoch noch normal. Die Pudendus-SEP und auch die Tibialis-SEP sind evtl. verlängert. Die Kernspintomographie der LWS zeigt den morphologischen Befund.

■ **Therapie.** Das akute Konus/Kauda-Syndrom ist bekanntermaßen ein Notfall. Eine chronische Läsion der sakralen Wurzeln kann evtl. neurochirurgisch behandelt werden, sofern ein zur Läsion passender Bandscheibenvorfall oder eine sonstige Raumforderung vorliegen.

Bei Blasen- und Mastdarmstörungen aufgrund sakraler Wurzelschädigungen wurden in den letzten Jahren mit recht gutem Erfolg Schrittmacher, die die Wurzel S3 (meist einseitig) stimulieren, verwendet [11]. Der Einsatz dieser Schrittmacher bei Schmerzen im Versorgungsgebiet der Sakralwurzeln ist ebenfalls möglich und bringt, bei richtiger Indikation, gute Erfolge (für Einzelheiten, s. Kapitel 2) [18]. Eine japanische Arbeitsgruppe beschreibt eine Schmerzlinderung durch Magnetstimulation der sakralen Wurzeln [16].

■ S3-/S4-/S5-Syndrom

■ **Anatomie.** Die Dermatome S3–S5 versorgen in konzentrischer Anordnung die Haut um die Steißbeinspitze herum.

■ **Klinik.** Eine Schädigung dieser Nervenwurzeln führt zu Sensibilitätsstörungen und evtl. dem Schmerzsyndrom einer Kokzygodynie. Eine Parese des Analsphinkters tritt erst bei einer beidseitigen S3-Läsion auf.

■ **Diagnostik/Elektrophysiologie.** Diagnostisch wird eine Kernspintomographie des unteren Lumbalkanals eine ggf. zugrunde liegende Raumforderung etc. aufzeigen, wobei es sich hierbei sicher um eine Rarität handelt. Eine routinemäßig verfügbare elektrophysiologische Diagnostik existiert nicht.

Plexusschädigungen

■ Strahlenschäden

■ **Anatomie.** Der Plexus lumbosacralis wird von den ventralen Wurzeln (Th12), L1–S3 (S4) gebildet. Der Plexus lumbalis reicht von (Th12) L1–L4, der Plexus sacralis von L5–S4. Dieser kann weiter in den Plexus ischiadicus (L4–S3) und den Plexus pudendus (S2–S4) aufgeteilt werden. Vom Plexus ischiadicus werden Beckengürtel und untere Extremität versorgt, der Plexus pudendus versorgt Haut und Muskulatur im Bereich des Beckenbodens, des Dammes und der äußeren Genitalorgane, außerdem enthält er parasympathische Fasern [14]. Über Rami communicantes vom sakralen Anteil des Grenzstrangs erhalten Plexus ischiadicus und pudendus auch sympathische Fasern. Kurze direkte Äste des Plexus pudendus versorgen die Mm. levator ani und coccygei, den Hauptast des Plexus stellt der N. pudendus dar.

Der Plexus coccygeus wird aus dünnen Ästen von S3, S4, S5 und dem N. coccygeum gebildet. Aus ihm gehen die Nn. coccygei hervor.

■ **Klinik.** Bestrahlungen im Bereich des Plexus lumbosacralis, wie sie z.B. bei Zervix- oder Rektumkarzinomen erfolgen, führen relativ häufig zu einer radiogenen Plexusläsion. Es kommt mit einer zeitlichen Latenz von Monaten bis Jahren zu motorischen und sensiblen Ausfällen mehrerer Wurzeln, häufig kommen sehr quälende neuropathische Schmerzen hinzu. Diese Schmerzen haben oft brennenden Charakter und werden als messerstich- oder nadelstichartig oder ähnlich wie bei Zahnschmerzen beschrieben. Die Symptomatik kann trotz längst beendeter Strahlentherapie über lange Zeit progredient sein.

■ **Diagnostik/Elektrophysiologie.** Mittels der Bildgebung muss ein Tumorrezidiv ausgeschlossen werden. Chronisch neurogene Läsionen lassen sich in der Elektromyographie der betroffenen Muskeln nachweisen.

■ **Therapie.** Neuropathische Schmerzen sprechen auf klassische Analgetika wenig bis gar nicht an. Es kommen membranstabilisierende Medikamente wie Antiepileptika und trizyklische Antidepressiva in Frage.

Therapie erster Wahl ist das Antiepileptikum Carbamazepin. Nachteilig sind die, vor allem zu Beginn der Behandlung, entstehende Sedierung sowie die relativ häufig auftretenden Exantheme. Wegen der seltenen Nebenwirkung einer Blutbild- oder Leberschädigung (eine isolierte Erhöhung der γ-GT ist Folge der Enzyminduktion und nicht als pathologisch anzusehen) sind regelmäßige Blutbild- und Leberwertkontrollen erforderlich. Es empfiehlt sich ein Beginn mit 100 mg zur Nacht und sehr langsame Auftitrierung. Häufig kommt es schon bei Tagesdosen von 400–600 mg zu einem guten therapeutischen Effekt, grundsätzlich ist aber eine Gesamtmenge von 1200–1500 mg, wenn sie toleriert wird, möglich.

Alternativ kann Gabapentin, ebenfalls ein Antiepileptikum, verwendet werden, Beginn hier mit 150 mg abends und ebenfalls nur langsam gesteigert. Ein erster Effekt sollte bei 600–800 mg sichtbar sein, grundsätzlich sind Dosen bis 2400 mg/24 h möglich. Das Sedierungspotenzial ist deutlich geringer als bei Carbamazepin, vorteilhaft sind weitgehend fehlende Interaktionen mit anderen Medikamenten, Nachteil der deutlich höhere Preis. Die Wirksamkeit scheint ähnlich gut wie die von Carbamazepin zu sein. Gabapentin ist in Deutschland mittlerweile für die Schmerzbehandlung zugelassen.

Ergänzend (oder alternativ, wenn Antiepileptika nicht vertragen werden oder nicht wirksam sind) werden trizyklische Antidepressiva eingesetzt. Die Wirksamkeit scheint an die trizyklische Ringstruktur gebunden zu sein, neuere, meist besser verträgliche Antidepressiva haben bisher keinen vergleichbar guten analgetischen Effekt gezeigt, die Datenlage hierzu ist aber nicht befriedigend [3]. Nachteile sind die anticholinergen Nebenwirkungen mit Mundtrockenheit, evtl. Harnverhalt, Obstipation und kardialen Reizleitungsstörungen sowie, insbesondere bei zu rascher Eindosierung, Sedierung. Man beginnt z.B. mit 5 mg Doxepin zur Nacht und steigert in 5 mg Schritten. Eine Tagesdosis bis zu 100 mg kann erforderlich sein. Die Patienten müssen zu Therapiebeginn vor allem darüber aufgeklärt werden, dass eine Schmerzfreiheit wegen der Notwendigkeit der einschleichenden Dosierung erst mit Verzögerung eintreten wird. So wird verhindert, dass sich die Patienten der Therapie aus Unverständnis heraus entziehen, weil sie eine rasche Linderung ihrer Beschwerden erwartet hatten.

Tumorschmerzen

■ **Klinik.** Aus neurologischer Sicht sind hier neuropathische Schmerzen zu nennen, die bei einer Infiltration des Plexus lumbosacralis auftreten können. Meist bestehen gleichzeitig motorische und/oder sensible Ausfälle.

■ **Diagnostik/Elektrophysiologie.** Es gelten die üblichen Verfahren der Onkologie. Der Nachweis einer radikulären Schädigung ist, falls aus Anamnese, klinischer Untersuchung und Bildgebung nicht ausreichend zu sichern, unter Umständen mit dem EMG und den somatosensiblen Potenzialen des N. pudendus möglich.

■ **Therapie.** Es kommen Antiepileptika und trizyklische Antidepressiva zum Einsatz Einzelheiten s. oben).

Retroperitonealhämatome

■ **Klinik.** Bei Gerinnungsstörungen kann ein spontan aufgetretenes Retroperitonealhämatom eine Schädigung des Plexus verursachen [4]. Es kommt zu Schmerzen im Leistenbereich, evtl. mit Ausstrahlung in die Oberschenkelvorderseiten, die Hüfte oder den Glutealbereich. Bei einer Lähmung sind hauptsächlich Hüftbeuger und Kniestrecker betroffen.

■ **Diagnostik/Elektrophysiologie.** Die Computerschichtuntersuchung zeigt das Hämatom, im EMG lässt sich eine neurogene Schädigung nachweisen.

■ **Therapie.** Die Antikoagulation sollte beendet werden, eine chirurgische Ausräumung des Hämatoms ist in der Regel nicht erforderlich.

Spinale und zentrale Störungen

■ **Anatomie.** Von der motorischen Rinde aus läuft die Pyramidenbahn durch die Capsula interna (erstes motorisches Neuron), die im Hirnstamm (größtenteils) auf die Gegenseite kreuzt und von dort das Rückenmark abwärts zieht. Sie endet mit der Umschaltung auf das zweite motorische Neuron, das mit der Nervenwurzel beginnt.

■ **Klinik.** Schädigungen des ersten Motoneurons führen einerseits zu einer Lähmung, andererseits zu einer Spastik. Ursachen sind zerebrale Schädigungen, die meist zu einer halbseitigen Lähmung mit ipsilateraler Spastik führen, oder spinale Läsionen, die typischerweise eine Querschnittssymptomatik verursachen. Die Spastik betrifft die gesamte quergestreifte Muskulatur, d. h. nicht nur die Extremitäten, sondern auch die Willkürmuskulatur des Beckenbodens. Sie kann dort einerseits zu massiven Entleerungsstörungen von Blase und Darm, aber auch zu Schmerzen führen. Bei spinalen Läsionen und frühkindlichen Schädigungen besteht häufig eine Adduktorenspastik, diese kann ebenfalls starke Schmerzen, die evtl. in den Beckenboden projiziert werden, verursachen.

■ **Diagnostik/Elektrophysiologie.** Eine Kernspintomographie zeigt die morphologische Läsion. Eine Spastik des Analsphinkters lässt sich im EMG nachweisen.

■ **Therapie.** Eine antispastische systemische Therapie mit Sirdalud oder Lioresal kann sinnvoll sein, evtl. ist auch eine lokale Therapie der spastischen Muskeln mit Botulinumtoxin sinnvoll.

Literatur

1. Alevizon SJ, Finan MA (1996) Sacrospinous colpopexy: management of postoperative pudendal nerve entrapment. Obstet Gynecol 88(4 Pt 2): 713–715
2. Amarenco G, Kerdraon J, Bouju P, Le Bedut C, Cocquen AL, Bosc S, Goldet R (1997) Treatment of perineal neuralgia caused by involvement of the pudendal nerve. Rev Neurol (Paris) 5:331–334
3. Attal N (2001) Pharmacologic treatment of neuropathic pain. Acta Neurol Belg 101(1):53–64
4. Chiu WS (1976) The syndrome of retroperitoneal hemorrhage and lumbar plexus neuropathy during anticoagulant therapy. South Med J 69 (5): 595–599
5. Finsen V (2001) Corticoid injection for coccygodynia. Tidsskr Nor Laegeforen 120:121
6. Jost WH (1997) Kompressionssyndrom des N. pudendus. In: Jost (Hrsg) Neurologie des Beckenbodens. Chapman & Hall, Weinheim, S 315–317
7. Jost WH, Schimrigk K (1994) A new method to determine pudendal nerve motor latency and central motor conduction time to the external anal sphincter. Electroenceph Clin Neurophysiol 93:237–239

8. Kiff ES, Swash M (1984) Normal proximal and delayed disal conduction in the pudendal nerves of patients with idiopathic (neurogenic) faecal incontinence. J Neurol Neurosurg Psychiatry 47: 820–823
9. Kovacs P, Gruber H, Piegger J, Bodner G (2001) New, simple ultrasound-guided infiltration of the pudendal nerve: ultrasonographic technique. Dis Colon Rectum 44(9):1381–1385
10. Krahenbuhl L, Striffeler H, Baer HU Buehler MW (1997) Retroperitoneal endoscopic neurectomy for nerve entrapment after hernia repair Br J Surgery 84(2):216–219
11. Matzel KE, Stadelmaier U, Hohenfellner M, Hohenberger W (2001) Chronic sacral spinal nerve stimulation for fecal incontinence: long-term results with foramen and cuff electrodes. Dis Colon Rectum 44(1):59–66
12. Mauillon J, Thoumas D, Leroi AM, Freger P, Michot F, Denis P (1999) Results of pudendal nerve neurolysis-transposition in twelve patients suffering from pudendal neuralgia. Dis Colon Rectum 42(2):186–192
13. Morren GL, Walter S, Lindehammar H, Hallbook O, Sjodahl R (2001) Latency of compound muscle potentials of the anal sphincter after magnetic sacral stimulation. Muscle Nerve 24(9):1232–1235
14. Mumenthaler M (1993) Läsionen des Plexus lumbosacralis. In: Mumenthaler M, Schliack H (Hrsg) Läsionen peripherer Nerven. Thieme Verlag, Stuttgart New York, S 315–321
15. Mumenthaler M (1993) Läsionen einzelner Nerven des Beinplexus und der unteren Extremität. In: Mumenthaler M, Schliack H (Hrsg) Läsionen peripherer Nerven. Thieme Verlag, Stuttgart New York, S 326–328
16. Sato T, Nagai H (2002) Sacral magnetic stimulation for pain relief from pudendal neuralgia and sciatica. Dis Colon Rctum 45:280–282
17. Shafik A (1919) Pudendus-Kanal-Syndrom. Beschreibung eines neuen Syndroms und seine Behandlung. Bericht über sieben Fälle. Coloproctology 13:102–109
18. Siegel S, Paszkiewicz E, Kirkpatrick C, Hinkel B, Oleson K (2001) Sacral nerve stimulation in patients with chronic intractable pelvic pain. J Urol 166(5):1742–1745
19. Silbert PL, Dunne JW, Edis RH, Stewart-Wynne EG (1991) Bicycling induced pudendal nerve pressure neuropathy. Clin Exp Neurol 28:191–196
20. Thoumas D, Leroi AM, Mauillon J, Muller JM, Benozio M, Denis P, Freger (1999) Pudendal neuralgia: CT-guided pudendal nerve block technique. Abdom Imaging 24(3):309–312
21. Wiesner A, Jost WH (2001) Vaginal versus anal stimulierte Pudenduslatenz – ein Vergleich. Akt Neurol 28:388–390

7 Der chronische Beckenbodenschmerz aus der Sicht der Gynäkologie

E.-G. Loch

Einleitung

Neben den Blutungsstörungen, dem Fluor, spielen in der gynäkologischen Sprechstunde die Schmerzen im kleinen Becken eine wesentliche Rolle. Sie sind von unterschiedlicher Ursache, werden aber häufig von der Patientin als „Kreuzschmerzen" beschrieben. Bei dem größten Teil der Fälle handelt es sich dabei um Beschwerden, die auf Veränderungen des Stütz- und Halteapparates der Organe im kleinen Becken beruhen.

Letztlich handelt es sich dabei um eine interdisziplinär zu klärende Symptomatik. Die von der Patientin geschilderten Beschwerden liegen meist sehr lange vor und häufig ist es unmöglich, eine spezielle Ursache für den Beginn der Symptomatik zu finden. Hier sollten Hinweise erarbeitet werden, um das Symptom zu therapieren und um die meist die Lebensqualität sehr einschränkenden Schmerzen zu beseitigen.

Dieses Beschwerdebild ist sehr häufig und führt eben wegen der nicht genauen Beschreibungen der Patientin häufig zu technischen Eingriffen, letztlich sogar bis zu einer Hysterektomie. Neuere amerikanische Untersuchungen weisen darauf hin, dass ca. 15% der Frauen in den USA zwischen 18 und 50 Jahren an einem derartigen Schmerzsyndrom leiden [6, 9]; vgl. auch Kapitel 1.

Da es sich meist um eine chronische Schmerzsymptomatik handelt und entsprechend der Lokalisation Gynäkologen, Gastroenterologen, Urologen, Schmerztherapeuten und Internisten sich des Beschwerdebildes annehmen, prägte 1996 das American College of Obstetricians and Gynecologists den Begriff der „Chronic Pelvic Pain".

Zur Diagnose dieses Krankheitsbildes gibt die Anamnese Auskunft. Um eine derartige Schlussfolgerung zu ziehen, ist eine Anamnese des Beschwerdebildes von mind. 6 Monaten nötig. Typisch für diese Erkrankung, die vorwiegend Frauen betrifft [7], ist die Abhängigkeit von der Reproduktionszeit bei Frauen. Sie tritt also vorwiegend zwischen dem 18. und 50. Lebensjahr auf. Auffällig ist, dass bei diesen Frauen, die über eine derartige chronische Schmerzsymptomatik berichten, meist in der Anamnese eine Laparaskopie angegeben wird.

Um das Zusammenspiel von Anamnese und Diagnose zu veranschaulichen, soll eine Falldarstellung die weiteren Erklärungen erläutern und noch schneller zu der für die Patientin wichtigen Diagnose mit der daraus resultierenden therapeutischen Konsequenz führen, um eine Schmerzminderung, wenn nicht sogar ein Aufheben der Gesamtschmerzproblematik zu erreichen.

Im Vordergrund der Diagnostik sollte eine sehr sorgfältige Anamnese stehen. Dabei können typische gynäkologische Beschwerden ausgeschaltet werden. An erster Stelle stehen die Dysmenorrhö, der Uterus myomatosus, Zyklusstörungen, die Retroflexio, fixiert oder beweglich, und auch Adnexveränderungen. Nicht zu vergessen sind in diesem Zusammenhang degenerative Veränderungen des Halte- und Stützapparates des Beckenbodens bis hin zu differenzialdiagnostischen internistischen Erkrankungen, wie Erkrankung des rheumatischen Formenkreises. Die Fibrinomyalgie als Syndrom ist bekannt.

■ **Der klinische Fall:** Eine 26-jährige Frau, die keine hormonale Kontrazeption durchführte und über regelmäßige Menstruationen berichtete, kam mit dem Leitsymptom: „krampfartige bewegungsabhängige Schmerzen im kleinen Becken" zur Untersuchung. Sie schilderte, dass diese krampfartigen Schmerzen meist nachts auftraten und sie aus diesem Grunde fast nur noch mit angezogenen Beinen schlafen konnte. Die Schmerzen kumulierten derart, dass sie von einem Notarzt in eine innere Abteilung wegen ungeklärter Unterbauchbeschwerden eingewiesen wurde. Es konnte dort keine Ursache des Beschwerdebilds bei den nachfolgenden Untersuchungen mit zahlreichen Endoskopien erfolgen, so dass die Entlassung beschwerdefrei erfolgte.

Sechs Wochen später traten diesmal prämenstruell die gleichen Symptome auf, so dass die Patientin vom Notarzt in eine gynäkologische Abteilung eingewiesen wurde. Auch hier unauffällige Laborbefunde. Das heißt, keine der typischen Entzündungsparameter konnten nachgewiesen werden, d.h. normale Leukozyten (5500), unauffällige Blutsenkung (3:5), normales CRP. Trotz dieser Anamnese wurde wegen der immer wieder auftretenden typischen bewegungsabhängigen Unterbauchbeschwerden im kleinen Becken eine Laparoskopie durchgeführt. Diese ergab keinen auffälligen Befund, außer „gerötete Organe", keine Endometrioseherde. Trotz dieser Aussagen Einleiten einer 10-tägigen Antibiotikatherapie und danach erst Krankenhausentlassung. Die Patientin war beschwerdefrei, jedoch 6 Wochen später trat die gleiche Symptomatik wieder auf. Trotz der vorangegangenen Episode mit stationärem Aufenthalt wurde erneut eine Laparoskopie durchgeführt. Auch hier zeigten die vorgelegten Unterlagen keinerlei Hinweis auf ein akutes Schmerzereignis.

Anhand dieses Falles soll das gynäkologische Vorgehen dargestellt werden.

Anamnese

Die Beschwerden werden fast immer gleich geschildert. Sie treten in Ruhe auf und bessern sich kurze Zeit nach der Bewegung. Sie können ein- oder doppelseitig auftreten. Die Beschreibung geht von Monaten bis Jahre mit den unterschiedlichsten Therapieansätzen, die meist ohne Erfolg sind.

Für die Anamnese typisch ist es, dass nach operativen Eingriffen eine 6- bis 8-wöchige Beschwerdefreiheit angegeben wird, bevor sich diese krampfartigen Schmerzen im kleinen Becken wieder bemerkbar machen. Sie strahlen typischerweise in die Scheide aus und zum Sitzbein hin.

In der Anamnese werden sie auch häufig als Schmerzen weniger nach der Kopulation, jedoch während des Geschlechtsverkehrs beschrieben, insbesondere auch bei Eintreten des Gliedes in die Scheide. Immer wieder wird die unterschiedliche Intensität des Beschwerdebildes beschrieben und darauf angesprochen, die typische Bewegungsabhängigkeit. Im Sitzen – gerade beim Auto fahren und beim Fernsehen –, also immer in längeren Sitzpositionen, insbesondere in Sesseln, treten die Beschwerden auf. Die Patientinnen schlagen auch meist die Beine übereinander. Bei auftretenden Beschwerden wird die Sitzposition gewechselt, um die schmerzende Seite zu entlasten, die nach längerer Position immer wieder Schmerzen aufweist.

Die Diagnostik ist, wie so oft, von einer eingehenden Anamnese abhängig. Dabei sollte auch ein Blick auf die Biographie, insbesondere auf den Beginn der Krankheit, der ja mehrere Monate zurückliegt, geworfen werden. Dies gilt insbesondere dann, wenn die Chronifizierung des Beschwerdebildes über Jahre besteht und immer wieder aufflackert.

Unterstützt durch die psychosomatischen Erarbeitungen von frauenärztlichen Befunden bei Sexualdelikten können jetzt auch bessere Auskünfte gegeben werden, wie häufig eine Verdrängung von Sexualdelikten ursächlich mit in das Krankheitsbild einbezogen werden kann. Sie sind dann ein weiterer Schlüssel für die Therapie, die dann entsprechend symptomatisch, auf das Organ gezielt, auch kausal mit Hilfe eines Psychosomatikers angegangen werden kann. Beim 53. Kongress der Deutschen Gesellschaft in München (2001) wurden dabei Zahlen größerer Umfragen bekannt gegeben. Dabei wurden Ergebnisse aus einer anonymen Fragebogenaktion der I. Frauenklinik München und Untersuchungsergebnisse bei mehr als 3000 Opfern von Sexualdelikten, die in der Universitäts-Frauenklinik in Charlottenburg zwischen 1967 und 1983 untersucht wurden, vorgestellt (vgl. hierzu auch Kapitel 2 und 4).

Die Anamnese muss folgende Punkte behandeln:
- Beginnende Schmerzsymptomatik
- Dauer der Schmerzsymptomatik
- Menstruationsabhängigkeit
- Schmerzintensität und Charakter
- Schmerzlokalisation
- Begleitsymptomatik anderer Organe
- Dyspareunie
- Was intensiviert den Schmerz?
- Was lindert den Schmerz?
- Welche Behandlung und Diagnostik ist bereits durchgeführt worden?
- Änderung der Schmerzsymptomatik während der Schwangerschaft oder nach der Schwangerschaft?

Diagnostik

Nach der sorgfältigen, in den Einzelpunkten beschriebenen Anamnese, erfolgt nun eine sorgfältige gynäkologische Untersuchung. Dabei ist unter Berücksichtigung des Schmerzbildes daran zu denken, sich nicht nur auf die Palpation der Organe zu beschränken, sondern sorgfältig das gesamte kleine Becken mit der inneren Untersuchungshand auszutasten. Der untersuchende Finger im Scheidenbereich beurteilt dabei nicht nur die Bänder des Aufhängeapparates des Uterus, sondern auch die Muskeln im kleinen Becken. Dabei handelt es sich im Einzelnen um die Mm. obturatorius, den piriformis, den coccygius und den levator. Nach Möglichkeit werden Ansatz und Ursprung palpiert und entsprechend der Schmerzäußerung beurteilt. Im Allgemeinen wird keine Schmerzangabe geäußert. Dagegen führt der Druck auf diese Weichteile im kleinen Becken zu erheblichen Schmerzen, dabei kann gleich festgelegt werden, ob es sich um eine einseitige oder doppelseitige Schmerzsymptomatik handelt.

Dass der Druck auf das Ovar immer zu einer Schmerzempfindung führt, ist verständlich, bedeutet jedoch keine Erkrankung, wenn nicht dementsprechende Laborbefunde für eine Entzündung sprechen. Sonographisch ist bei der Untersuchung wichtig, dass auch das Ovar meist vor diesen Organen liegt.

Ergibt sich hier ein positives Ergebnis, d.h., isoliert ausgelöster Schmerz, kann auch bei Untersuchungen des kleinen Beckens bei der sitzenden Frau der Druck auf die Iliosakralgelenke mit deutlicher Schmerzangabe beantwortet werden. Dies macht auch verständlich, dass das Beschwerdebild von der Patientin meist als „Kreuzschmerzen" angegeben wird.

Nach diesen beiden wesentlichen Bausteinen der Anamnese und der vaginalen Untersuchung, die durch eine rektale Untersuchung ergänzt und damit auch mit dem gleichen schmerzauslösenden Syndrom noch einmal bestätigt werden kann, ergeben sich deutliche Hinweise auf eine ligamentäre und/oder myofaziale Dysfunktion (vgl. Kapitel 3).

Wichtig ist es jedoch, diagnostisch alle anderen in Frage kommenden gynäkologischen Erkrankungen zu berücksichtigen und vorher auszuschließen. Dabei ist besonders an den Uterus myomatosus, abgelaufene entzündliche Veränderungen im Adnexbereich und besonders bei menstruationsabhängigem Beschwerdebild an die Endometriose zu denken. Gerade hier bestehen enge Verbindungen, da ja die endometrialen Herde sich im kleinen Becken häufig topisch ansiedeln und ein ähnliches Beschwerdebild auslösen. Dann ist dies jedoch fast immer zyklisch abhängig.

Ergänzende sonographische Untersuchungen ergeben im Hinblick auf die Organe deutliche Aussagen, jedoch keine für das eben beschriebene muskuläre Beschwerdebild im kleinen Becken.

Gerade diese Unsicherheit führt bei mehr als der Hälfte der Fälle zu weiteren diagnostischen Eingriffen, insbesondere der Laraskopie. Die bei einer derartigen Untersuchung häufig festgestellten Adhäsionen müssen jedoch dieses Beschwerdebild bei weitem nicht auslösen, und wie man weiß, führen ja auch nicht alle Endometrioseherde, die ektopisch festgestellt werden, zu Schmerzen. Es kann jedoch hier die Beziehung zu den anderen Organen, insbesondere zur Blase und zum Darm festgestellt werden, und vor allen Dingen mit Sicherheit eine derartige Ursache direkt ausgeschlossen werden. Der geringgradig vergrößerte myomatöse Uterus kann dieses Beschwerdebild jedoch nicht auslösen und darf in keinem Fall bei dieser Diagnostik dann zu dem Entschluss einer Hysterektomie führen.

Die in Frage kommenden gynäkologischen Diagnosen Endometriose und Uterus myomatosus sind also selten Ursachen für dieses Beschwerdebild. Anamnestisch ist es hier wichtig, dass bei der Endometriose die Zyklusabhängigkeit im Vordergrund steht, gleiches gilt für die Begleitsymptomatik. Kommen Rektalschmerzen, Miktionsbeschwerden oder gar eine Hämaturie bei Befall der Darm- und Blasenschleimhaut vor, ist eine Endometriose Ursache des Beschwerdebildes.

Ein Uterus myomatosus kann nur durch seine Größe Druck auf die Nachbarorgane ausüben und dann ein dementsprechendes Beschwerdebild verursachen.

■ **Anmerkung:** Selbst wenn ein pathologisch-anatomisches Korrelat diagnostisch durch die Sonographie oder die letztlich doch durchgeführte Laparaskopie gefunden wird, sagt dies nichts über einen Zusammenhang mit der symptomatisch geäußerten Aussage, Schmerz im kleinen Becken, aus.

Therapie

Aus diesen anamnestischen und diagnostischen Maßnahmen ergibt sich die Therapie. Zyklisch anhängige Beschwerden können in einem hohen Prozentsatz erfolgreich mit der zyklischen Behandlung von Gestagenen angegangen werden. Dabei sollte man entsprechend des Alters der Patientin zunächst mit Phytohormonen (Agnusgastus) die Behandlung einleiten, bevor man zu Gestagenen, die dann jedoch zyklisch gegeben werden, übergeht. Dabei sollten zunächst, gerade wenn bei der Patientin Kinderwunsch besteht, Progesteronpräparaten der Vorzug gegeben werden, bevor Gestagene der Nortestosteronreihe verordnet werden. Hier sollte auch gleichzeitig auf die möglichen Nebenwirkungen der Gestagene bei der Medikation hingewiesen werden. Wichtig ist es, dass ein großer Teil dieser Progestagene Nortestosteronabkömmlinge sind und dabei mehr zu einer Gewichtszunahme führen als die Progesteronabkömmlinge. Diese sollten jedoch abends eingenommen werden, da sie gleichzeitig eine gewisse Tonisierung bewirken.

Hormonuntersuchungen, um diese Defizite klar herauszubekommen, sind nicht erforderlich, da sie nur eine Einzelaussage machen und nicht Auskunft über den gesamten Zyklus geben. Aus diesem Grunde sind zum Klären dieser Beschwerden ergänzende Hormonuntersuchungen nicht erforderlich.

Wird anamnestisch eine gerade abgelaufene Geburt angegeben, sollte zunächst Wert auf krankengymnastische Übungen im Sinne der Rückbildungsgymnastik für die Organe des kleinen Beckens erfolgen. Wichtig ist hier festzustellen, dass bei konditioneller Hypermobilität der Patientin ligamentäre Probleme auftreten können, die dann fälschlicherweise in das chronische Beckenbodenschmerzsyndrom einbezogen werden. Hier führt jedoch ein langsam aufbauendes Training zu einer Besserung. Gleiches gilt nach Operationen in gynäkologischer Steinschnittlage. Kommt es jedoch nach derartigen gezielten isometrischen Übungen innerhalb von 6 Monaten zu keiner Besserung, ist wieder das chronische Beckenbodenschmerzsyndrom als wahrscheinlich anzunehmen.

Das Beschwerdebild des prämenstruellen Syndroms wird häufig differenzialdiagnostisch auch hier einbezogen, wird jedoch durch die beschriebene Hormontherapie günstig beeinflusst. Eine gezielte Diagnostik mit ihren Konsequenzen ist erforderlich [2].

Die Therapie sollte in keinem Fall mit einer Hysterektomie als ultima ratio enden.

Eine medikamentöse Therapie stützt sich begleitend auf nichtsteroidale Antiphlogistika (NSAR), Antidepressiva, membranstabilisierende Pharmaka und Opiate.

Literatur

1. Gätje R (2003) Das chronische Unterbeckenschmerzsyndrom. In: Kaufmann M, Costa SD, Scharl A (Hrsg) Die Gynäkologie. Springer Verlag, Berlin Heidelberg
2. Loch E-G (2003) Frauenheilkunde. In: Dittmer FW, Loch E-G, Wiesenauer M (Hrsg) Naturheilverfahren in der Frauenheilkunde und Geburtshilfe, 3. Aufl. Hippokrates, Stuttgart
3. Mc Donald JS (1997) Management of chronic pelvic pain. Obstet Gynecol Clin North Am 20:817

4. MCOG Technical Bulletin (1996) Chronic pevlic pain, number 223 - May 1996
5. Rüpper C, Loch E-G (1996) Preemenstruelles Syndrom. Dtsch Apoth Z 136:23
6. Stones RW, Selfe SA, Fransman S, Horn SA (2000) Psychosocial and economic impact of chronic pelvic pain. Baillieres Best Pract Res Clin Obstet Gynaecol 14 (3):415–431
7. Wesselmann U (2002) Klinik und Pathophysiologie der Schmerzen der Beckenorgane bei der Frau. Schmerz 16:467
8. Zondervan K, Barlow DH (1999) Epidemiology of chronic pelvic pain. Bailleres Best Pract Res Clin Obstet Gynaecol 14:403
9. Zondervan KT, Barlow DH (2000) Epidemiology of chronic pelvic pain. Baillieres Best Pract Res Clin Obstet Gynaecol 14(3):403–414

8 Der chronische Beckenbodenschmerz – interdisziplinäre Sichtweise

W. Merkle

Beim chronischen Beckenbodenschmerz (CPPS) handelt es sich nur selten um eine rein organische Erkrankung bzw. Störung. Rein somatische Diagnostik und spätere Therapie kann deshalb nie die Vielschichtigkeit erfassen und muss in den meisten Fällen damit letztlich scheitern.

Ferner sollte man sich vergegenwärtigen, dass der Beckenboden bzw. das kleine Becken der Sitz mehrerer Organe ist und verschiedene Funktionen umfasst, so dass eine Monosymptomatik zwangsläufig ausscheidet. Die Forderung ist deshalb klar, dass jeder, egal welche Einzeldisziplin er vertritt, immer auch nach den Symptomen der Nachbarfächer fragen *muss*. Wenn allein dieser Grundsatz beherzigt wird, fällt auf, dass z.B. der Prostatiker auch Beschwerden bei der Stuhlentleerung hat und Rückenschmerzen häufig gleichzeitig vorkommen. Und nicht selten können die Patienten einen klaren Zeitpunkt angeben, wann die Beschwerden angefangen haben. Es lohnt sich dann, auch für den Organmediziner, einmal orientierend nach psychischen Traumata/Auslösern in diesem Zeitzusammenhang zu fragen. Dass sich dieses Vorgehen bewährt, zeigt der folgende Fall:

Der klinische Fall: Eine 28-jährige Patientin wird vom Gynäkologen gezielt zur Untersuchung überwiesen, da er entgegen früherem Befund diesmal keinen Endometrioseherd finden konnte. Die Patientin hat dabei eine Anamnese mit multiplen Unterbauchoperationen in den letzten 10 Jahren wegen rezidivierender Endometriose.

Sie berichtet nun, dass sie in letzter Zeit sehr häufig und plötzlich zur Toilette gehen müsse und trotzdem das Gefühl habe, die Blase nicht vollständig entleeren zu können. Ferner habe sie diffuse Schmerzen im Unterbauch.

Die körperliche Untersuchung ergibt zunächst keinen, für eine rasche Diagnosestellung verwertbaren Befund. Bei der Sonographie des Urogenitaltrakts fällt jedoch eine Blasenwandhypertrophie auf. Im anschließenden Uroflow findet man ein typisch dyskoordinantes Muster. Daraufhin erfolgt die rektale Palpation, die nicht nur eine erhebliche Spannung der Beckenbodenmuskulatur ergibt, sondern auch bei Betasten der Triggerpunkte Schmerzen auslöst.

Die sofortige Nachfrage bestätigt den Verdacht, dass Rückenschmerzen bis in den Schulter/Nackenbereich bestehen, ferner Schmerzen beim Geschlechtsverkehr bzw. danach. Auch gab die Patientin Störungen der Darmentleerung an. Sie bestätigt ebenfalls – ganz verwundert, dass dies wichtig sei –, dass sie nachts mit den Zähnen knirsche. Die Untersuchung der Rückenmuskulatur nach osteopathischen Gesichtspunkten zeigt die Verblockung der kleinen Wirbelkörpergelenke.

Was ist die Ursache? Auf erneutes Nachfragen gibt die Patientin an, dass sie diesmal andere Schmerzen habe als früher, als sie jedesmal aktive Endometrioseherde gehabt habe. Diese neuen Schmerzen hätten erst vor etwa einem halben Jahr begonnen. Die Bitte, einmal nachzudenken, ob in diesem Zeitpunkt, als die neuen Schmerzen begannen, ein besonderes Ereignis liegen könne, führt nach kurzem Nachdenken zu einem Lächeln. Ja, so bestätigt die junge Frau, sie sei sich ganz sicher, alles habe angefangen kurz nachdem sie arbeitslos geworden sei. „Mich schmerzt die Arbeitslosigkeit sehr, so dass sich mir alles zusammenzieht".

Dem ist nichts mehr hinzuzufügen. Gewiss, nicht jeder Fall lässt sich so schön deduktiv ableiten, aber mit etwas Mühe lassen sich ähnliche Fälle viel häufiger finden als zunächst angenommen.

Die junge Frau ist nun in kombiniert psychotherapeutischer und osteopathischer Behandlung.

Wer z. B. als Urologe diese Patient(inn)en wegen einer (angeblich chronischen abakteriellen) Prostatitis oder rezidivierender Harnwegsinfekte und Dysurien behandelt ohne sich um etwaige „Neben"-Symptome zu kümmern, begeht in der Mehrzahl der Fälle einen Fehler, der dazu führt, dass die Patient(inn)en – scheinbar – nicht zu heilen sind. Sinngemäß gilt das aber für jede andere Disziplin genauso.

Es ist bei Schmerzen im kleinen Becken eine Conditio sine qua non, eine multidisziplinäre Anamnese zu erheben und dann eine multidisziplinäre Diagnostik [1, 7, 8] einzuleiten. Wenn diese Forderung konsequent umgesetzt wird, werden organfachbezogene Fehldiagnosen deutlich seltener werden.

Der Gynäkologe hat in diesem Fall der jungen Frau sehr deutlich erkannt, dass es diesmal kein Endometrioseherd war, der die Schmerzen verursacht hat. Und er hat folgerichtig eine andere Fachdisziplin hinzugezogen, was zur Klärung der Ursache geführt hat.

Wie also geht man also vor? Eine hilfreiche Zusammenfassung findet sich bei Zermann et al. [8]. Es ist eine Selbstverständlichkeit, dass floride Entzündungen und auch Tumoren identifiziert werden. Wenn dieser erste Schritt erfolgt ist, und zwar ggf. multidisziplinär, durch Einsatz von Serum-Labor, Mikrobiologie, Ultraschall, Endoskopie, ggf. MRT, Nachbarfächer, wird eine offene (d. h. „W"-Fragen) Fragestellung zusammen mit der relativ unscharfen Beschreibung der Symptome („ich fühle mich als ob ...", „ich kann das nur schwer beschreiben" etc.) Hinweise liefern, dass eine Psychogenese möglich erscheint. Die Konsequenz ist die Einbeziehung eines psychosomatisch erfahrenen Psychiaters.

Häufig ist auch die Kombination von urologischen Symptomen (s. Kap. 2) mit gastroenterologischen/proktologischen Beschwerden [1, 7]. Die gastroenterologisch/proktologischen Diagnosen nach eingehender Diagnostik, einschließlich Endoskopie und Biopsie heißen oft:

- Colon irritabile → ROME-II-Kriterien [3] (Schmerzanstieg bzw. -abfall im Zusammenhang mit der Defäkation bzw. Stuhlzusammensetzung)
- Colitis ulcerosa bzw. M. Crohn (CPPS kommt dabei äußerst selten als alleiniges Symptom vor)
- abdominelle Hernien
- Divertikulitis
- Kolon-/Rektum-Karzinom
- chronische Appendizitis
- infektiöse Enterokolitis
- Rektumulzera (vor allem junge Frauen mit Obstipation und Prolaps [6])

Wenn diese urologisch-gastroenterologische Kombination noch mit Schmerzen im Rücken ggf. bis in Schulterhöhe oder gar mit Zähneknirschen einhergeht, steht die Diagnose eines CPPS fast schon.

Eine reine Organtherapie sollte dann nur noch mit Vorsicht erfolgen.

Eine Übersicht, die das CPPS einzuteilen in der Lage ist und auch Verständnis für die Zusammenhänge fördern kann, findet sich in Tabelle 8.1.

Im Alltag wird dieser erste diagnostische Schritt des Ausschlusses einer floriden Entzündung bzw. eines Tumors in einer Einheit mit einer empathisch geführten Anamnese und einer entsprechenden sorgfältigen körperlichen Untersuchung durchgeführt, bevor technische Methoden angeordnet werden.

Dies bedeutet, dass immer, also auch bei Frauen, eine rektale Palpation erfolgen muss.

Tabelle 8.1. Einteilung des CPPS (mod. nach [8])

Nichttumorbedingte Schmerzen
- in Verbindung mit einer Dysfunktion des unteren Harntrakts bzw. der Beckenorgane
- in Verbindung mit neurologischen Erkrankungen (z. B. periphere Neuropathie etc.)
- in Verbindung mit orthopädischen Erkrankungen (z. B. Bandscheibenprolaps etc.) (vgl. Kapitel 3)
- postentzündlicher Schmerz (z. B. nach bakterieller Prostatitis, Enteritis etc.)
- postoperativer Schmerz (z. B. nach Prostatektomie, Rektumchirurgie, Blasenoperation etc.)
- scheinbar idiopatisch (*cave:* Psychogenese ist abzuklären, z. B. frühkindlicher Missbrauch, Vergewaltigung etc.) (vgl. Kapitel 4)

Tumorbedingte Schmerzen
(Infiltrativer Primärtumor; Metastasen)

Dabei achte man besonders auf die sog. Triggerpunkte der Beckenbodenmuskulatur (s. Kapitel 1). Gerade beim Mann mag dies schwierig sein, da bei unsorgfältiger rektaler Palpation der Schmerz der Prostata zugeordnet wird (fälschlich als Prostatitis gedeutet), jedoch *neben* der Prostata ausgelöst wurde.

Man achte auch auf Marisken, Hämorrhoiden (entzündet?) und Fissuren. Diese können die Ursache der Schmerzen sein (s. Kap. 5), aber auch „nur" Folgen der Beckenbodendysfunktion, die eine ganz andere Causa hat (z. B. psychogen nach Vergewaltigung oder Missbrauch).

Typisch ist jedenfalls eine erhebliche muskuläre (Ver-)Spannung der Beckenbodenmuskulatur verbunden mit einem erhöhten Analsphinktertonus. Man muss dabei überprüfen, ob der Patient/die Patientin in der Lage ist, die Beckenbodenmuskulatur zu entspannen und auch wieder willkürlich anzuspannen.

Weiterhin muss man auf myogelotisch veränderte Muskelpartien des Rückens, der Schulterregion und des Nackens achten und dies entsprechend den Richtlinien der Osteopathie untersuchen lernen, das ist auch für Nichtschmerztherapeuten orientierend möglich (vgl. Kap. 3).

Meistens genügt danach eine Ableitung des EMG's der Beckenbodenmuskulatur mittels Oberflächenelektroden. Bei speziellen Fragestellungen, z. B. wenn eine neurogene Schädigung z. B. durch einen Bandscheibenvorfall zur Differenzialdiagnose steht, sollte ein Nadel-EMG angeschlossen werden.

Die weiterführende Diagnostik, die dann fachspezifisches Know-how erfordert, orientiert sich an den Hauptbeschwerden.

Liegen diese bei der Defäkation, werden selbstverständlich zunächst gastroenterologische und proktologische Untersuchungen folgen. Bei Beschwerden in Abhängigkeit von der Menses steht die gynäkologische Abklärung z. B. auf eine mögliche Endometriose im Vordergrund. Bei Beschwerden vor allem im Zusammenhang mit dem Wasserlassen oder der Erektion folgen urologische Untersuchungen als erstes.

Aber immer müssen andere Untersuchungen aus anderen Disziplinen folgen, wenn dort ebenfalls Beschwerden geklagt werden. Dabei kommt es nicht selten vor, dass die Patienten

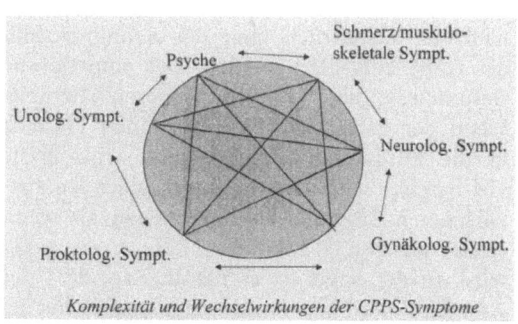

Abb. 8.1. Der CPPS-Kreis

monospezifisch berichten, weil sie meinen, einem Urologen könne man nichts über die Darmfunktionsstörung erzählen, einem Gastroenterologen oder Proktologen nichts über die Miktionsstörung etc. Wichtig ist also die Erkenntnis, dass man *immer* auch gezielt nach Störungen im Bereich der Nachbardisziplin fragen *muss* [7].

Und im Zweifel schicke man lieber den/die Betroffenen zum Konsil weiter, achte aber darauf, dass sie nicht dort monodisziplinär weiterbetreut werden, sondern spreche sich mit dem Kollegen vorher(!) ab, dass hier eine differenziertere Fragestellung hinter den Beschwerden stecken kann.

Eine Hilfe beim Verständnis der komplexen Zusammenhänge kann der CPPS-Kreis mit seinen vielfältigen Verbindungen geben (Abb. 8.1).

Wenn also nun die Diagnose eines CPPS aufgrund der Untersuchungen sehr wahrscheinlich ist, wie therapiert man solche meist multidisziplinär betroffene Patienten?

Ein grundsätzlicher Ratschlag aus unserer interdisziplinären Zusammenarbeit, aus der ja auch dieses Buch entstanden ist, ist die Empfehlung, dass der Fachkollege, in dessen Fach die Hauptsymptome des Patienten fallen, die Behandlung zunächst übernimmt.

Die einzige Ausnahme davon besteht darin, dass bei klarer Evidenz einer Psychogenese des Schmerzes ein psychosomatisch erfahrener Psychiater die Haupttherapie führt, sich aber von dem Fachkollegen, in dessen Fach die Hauptsymptomatik fällt, organtherapeutisch zuarbeiten lässt.

Allem voran muss der Patient/die Patientin natürlich ausführlich über das Krankheitsbild des CPPS aufgeklärt werden. Das empathische Gespräch ist die Basis jeder weiteren Therapie. Wenn der Patient/die Patientin einen Einblick in die Zusammenhänge gewinnt, wird er/sie viel bereiter sein, sich der dann folgenden spezifischeren Therapie zu unterziehen als wenn er/sie nur gesagt bekommt, dass etwas getan wird. In der Regel ist es nämlich so, dass der Arzt hier „nur" der Fachberater und Helfer ist in einem Gesundwerdungsprozess, der letztlich – auch bei vorwiegend organischer Causa des CPPS – immer auch von der Persönlichkeit der/des Betroffenen abhängt. Nur in der Zusammenarbeit von Patient und Arzt/Ärzten ist eine Lösung und Heilung zu erreichen. Man vergesse nie, dass Schmerz letztlich ein sehr subjektives Erleben ist. Sonst wäre es nicht denkbar, dass sich ein Fakir auf seinem Nagelbrett wohl fühlt, ein anderer Mensch aber schon beim Anblick einer dünnen Kanüle zur Blutentnahme in Panik gerät.

Wenn diese Zusammenhänge von allen – Patienten wie Therapeuten – verstanden werden, kann eine fruchtbare Therapie beginnen.

Das bedeutet, dass urologischerseits die Therapie zunächst mit einer Normalisierung des Trink- und Miktionstimings anfängt, ggf. in Kombination mit einem α-Blocker [2]. Gastroenterologisch-proktologischerseits ist eine Normalisierung der Nahrungsaufnahme und des Stuhlgangverhaltens der erste Schritt, gefolgt von spezifischen Behandlungen, z.B. einer Analfissur, entzündlich veränderter Hämorrhoiden, eines Colon irritabile etc.

Bei vorwiegend muskulärem Schmerz mit konsekutiver Fehlfunktion der Beckenbodenmuskulatur und der davon abhängigen Organe steht eine osteopathische Krankengymnastik im Vordergrund. Adressen für wohnortnahe Osteopathen kann man vom Verband der Osteopathen Deutschlands e.V., Untere Albrechtstr. 5, 65185 Wiesbaden, erhalten.

Fachübergreifend – z.T. ergänzend, z.T. auch als Monotherapie – ist das Biofeedbacktraining der Beckenbodenmuskulatur einsetzbar. Es führt letztlich zu einer Funktionsnormalisierung aller gestörten Funktionen, wenn die Indikation richtig gestellt ist und, das ist essenziell, der Patient konsequent (3-mal pro Tag ca. je 10 min über einen Zeitraum von mindestens 3 Monaten) übt. Eine permanente Überwachung und Hilfestellung ist dabei Pflicht, sowohl durch Geräte, die die Übungsphasen aufzeichnen und damit ggf. Schwierigkeiten erkennen lassen, als auch durch den Therapeuten, der in regelmäßigen Abständen die Entwicklung überprüft und ggf. nachreguliert.

Eigene Auswertungen wie auch die Literatur belegen, dass es sich beim Biofeedbacktraining um eine hocheffiziente Therapie des CPPS handelt [4, 5].

Analgetika, obwohl oft propagiert, sind erfahrungsgemäß beim CPPS mehr oder weniger wirkungslos. Das gilt selbst für Opiate. Wärme, Entspannung (z.B. durch autogenes Training) und ggf. Muskelrelaxantien sind effektiver.

Botulinumtoxininjektionen helfen zwar symptomatisch gut, lösen aber letztlich nicht die Ursache, so dass sie nur als ultima ratio zu betrachten sind.

Dies gilt auch für jede Art einer Operation im Bereich des Beckenbodens. Prostataresektionen, Blasenhals- oder Harnröhreninzisionen, Darmresektionen, Anusanlagen, Uterusextirpationen, Unterbauchlaparoskopien, Umstellungsosteotomien etc. sind in der Regel beim CPPS nicht indiziert. Erst dann, wenn zweifelsfrei und durch ggf. mehrere Untersucher (einschließlich Psychosomatiker!) bestätigt feststeht, dass es sich um eine organische Ursache des CPPS handelt, die mit einem speziellen Organ kausal in Verbindung gebracht werden kann, und andere Therapiemaßnahmen gescheitert sind, darf eine Operation erwogen werden.

Literatur

1. Banerjee S, Farrell RJ, Lembo T (2001) Gastroenterological causes of pelvic pain. World J Urol 19:166–172
2. Cheah PY, Liong ML, Yuen KH, The CL, Khor T, Yang JR, Yap HW, Krieger JN (2003) Terazosin therapy for chronic prostatitis/chronic pelvic pain syndrome: a randomized, placebo controlled trial. J Urol 169:592–596
3. Drossman DA (1999) The functional gastrointestinal disorders and the Rome II process. GUT 45 (Suppl 2):1–5

4. Gilliland R, Heymen JS, Altomare DF, Vickers D, Wexner SD (1997) Biofeedback for intractable rectal pain: outcome and predictors of success. Dis Colon Rectum 40:190-196
5. Heah SM, Ho YH, Tan M, Leong AF (1997) Biofeedback is effective treatment for levator ani syndrome. Dis Colon Rectum 40:187-189
6. Nincheri KM, Renzi F, Kroning KC, Propseri P, Giovane A, Pampaloni F, Pernice LM (1998) The solitari rectal ulcer today. A review of the literature. Minerva Chir 53:919-934
7. Wesselmann U, Burnett AL, Heinberg LJ (1997) The urogenital and rectal pain syndromes. Pain 73:269-294
8. Zermann DH, Ishigooka M, Doggweiler-Wiygual R, Schubert J, Schmidt RA (2001) The male chronic pelvic pain syndrome. World J Urol 19: 173-179

Sachverzeichnis

A

Adduktorenspastik 86
Adhäsiolyse 36
Adhäsionen 2
Akupunktur 21
Alcock-Kanal 83
Analfissur 73, 100
Analgetika 52
Analprolaps 77
Analsphinktertonus 99
Anismus 76
Antidepressiva 52
Antiepileptikum 87
Appendizitis 2
Arbeitskreis Psychosomatische Urologie 66
Arzt-Patient-Beziehung 61
Autoimmunprostatitis 2

B

Ballaststoffe 76
Bandscheibenprolaps 2
Bandscheibenvorfall
- lumbaler 85
- medialer 86

Bauch-Thoraxatmung 46
Beckenboden
- starrer 16
- Untersuchung 44

Beckenbodeninsuffizienz 73
Beckenboden-MRT 78
- dynamische 16

Beckenbodenmuskulatur
- (Ver-)Spannung 99
- Spasmen 3

Beckenbodenschmerzen, ligamentäre 94
Beckenfraktur 2
Behandlung
- krankengymnastische 51
- osteopathische 97

Beschwerden, psychosomatische 64
Biofeedback 31, 50, 51, 53
Biofeedbacktherapie 18
Biofeedbacktraining 18, 100
- Therapieanleitung 20

Biofeedbackverfahren 4
Blasenwandhypertrophie 97

a-Blocker 18, 66, 100
Botox-Injektion 76
Botulinumtoxin 33
Botulinumtoxininjektion 20, 100

C

Carbamazepin 87
Chlamydien 9, 10
- und andere STD 2

Chronic Fatigue Syndrome 2, 32
Chronic Pelvic Pain Syndrome (CPPS),
- Auslöser 2
- Kreis 99
- Prävalenz 1
- Ursache 2
- Inzidenz 1

Coccygodynie 2
Colon irritabile 2, 28, 32, 69, 75, 98

D

Darmadhäsionen 2
Darmfunktion 17
Darmmotilität 77
Depression, lavierte 63
Detrusordicke 13
Detrusorhypertrophie 13, 14
Dilatation des Darmes 74
Divertikel 73
Divertikulitis 75
Dysbalancen, muskuläre 33
Dysfunktion 32, 42, 47, 49
- ligamentäre 91
- myofasziale 48, 93

Dysfunktionskonzept 27
Dysmenorrhö 2, 30, 91
Dyspareunie 32, 93

E

Ejakulatkultur 9
Empathie 17
Endometriose 2, 30, 97, 99
Endosalpingiose 2
Engpasssyndrom 83
Enterozele 77
Entwicklungsstörung, sexuelle 60

Fehlfunktion,
- ISG-Fehlfunktion 45
- muskuloskeletale 2
- myofasziale 2
Feld, elektromagnetisches 21
Fibromyalgie 32
Fissur 71
Fisteln 71
Flowmuster 18

Gabapentin 87
Gegenübertragung 17
Gesundheitsbudget 1
Gewaltanwendung, körperliche 3
Gießener Beschwerdebogen (GBB) 65
Grundlage, konversionsneurotische 61

Hämorrhoidalleiden 70
Hämorrhoidalprolaps 77
Hämorrhoiden 70, 99
Harnröhrenvertikel 2
Hernien 2
Hormonstatus 10
Hyperalgesie 3, 29, 41, 42
- viszerale 36
Hypochondrie 61
Hypothalamus-Zirbeldrüse-Nebenniere, Achse 2
Hysterektomie 93

Inkontinenz, neurogene 77
Irrigation 79

Kaudasyndrom 86
Kokzygodynie 27, 31, 44, 45, 76, 84
Kolonfunktionsstörung 72
Kongestion, chronisch venöse, im kleinen Becken 2
Konus/Kauda-Syndrom 86
Kopfschmerzen 64
Koprostase 74
Körperwahrnehmung 50
Kortikoide 21
Kortisolausscheidung 2
Kortison 33
Krankengymnastik, osteopathische 100
Krebsangst 2

Levatorsyndrom 76
Lioresal 88
Lokalanästhetikum 21, 33, 34
- Infiltration 85
Lokalanästhetikum/Steroid 83
Lower Urinary Tract Syndrom (LUTS) 12

Manipulation, chiropraktische 21
Miktionsbeschwerden 64
Miktionsmuster, dyskoordinantes 13
Miktionsverhalten 3
Missbrauch, sexueller 2, 3, 35, 92
Mitbehandlung, psychosomatische 36
Motoneuron, Schädigung 88
Multiaxiale Schmerzklassifikation-Psychosoziale Dimension (MASK-P) 39
Multiparität 2
Muskelentspannung, progressive, nach Jacobson 50
Muster, dyskoordinantes 97
Mykoplasmen 9
Myogelosen 62

N. genitofemoralis 85
N. ilioinguinalis 85
N. pudendus, Läsionen 83
Nervenblockade 34, 37
Neurektomie, präsakrale 21
Neuromodulation 20
- sakrale (SNS) 20, 21, 23
Neuropathie, periphere 2
Neurotransmitter 72
Nn. anococcygei 84
Nutation 43
Nutation/Gegennutation 46

Orchialgie 31
Osteomyelitis 2
Osteopathen 100
Osteopathie 37, 38, 51
Östrogendefizit 17
Outletobstruktion 79
Ovarialreste, postoperativ belassene 2
Ovarialzysten 2

Palpation, rektale 12
Parietalisierung 75
Pathogenese 2
pelvic floor re-education 18

Pelvic Inflammatory Disease (PID) 2
Perineum 12
Phytohormone 94
Plazebowirkung 59
Potenziale, somatosensibel evozierte 84
Proctalgia fugax 76
Progestagene 94
Proktodynie 23
Proktoskopie 71, 77
Prolaps 70, 77
Prostatadurchblutung, vermehrte 10
Prostatektomie, radikale 2
Prostatitis 57, 59, 61, 73, 98
- abakterielle 27, 31
- chronische 2
- chronische antibakterielle (NIH III) 1
Prostatitispersönlichkeit 64
Prostatitissyndrom 1
Prostatodynie 31, 57
Psychogenese 18
Psychotherapie 21
Puborektalisschlinge 70
Pudenduskompressionssyndrom 84
Pudenduslatenz, elektrisch stimulierte 84
Pudendusneuralgie 2
Pudendusschmerzsyndrom 84
Pyramidenbahn 88

■

Quellstoffe 76
Quercetin 21

■

Reizblase 1, 4, 14
Rektopexie 79
Rektoskopie 77
Rektozele 77
Rektumprolaps 71
Repetetive Strain Injury (RSI) 37
Resomatisierung 63
Restharnbestimmung 14
Retroperitonealhämatome 88
NMDA-Rezeptorantagonisten 52
Rhagaden 71
Rückenschmerzen 64

■

3-D-Schall 14
Sakralgie 76
Schmerzbewältigungsstrategien 50
Schmerzen
- nach dem Geschlechtsverkehr 12
- neuralgiforme 85
- neuropathische 87
- nichttumorbedingte 98
- projizierte 3

- Psychogenese 3, 99
- tumorbedingte 98
- viszerale 28, 30, 37
- - Neurophysiologie 28
- - zeitliche Entwicklung 29
- während des Geschlechtsverkehrs 12, 92
Schmerzfragebogen 38
Schmerzpsychologie 50
Schmerzsyndrom, myofasziales 32
Schulterschmerzen 64
Selbstreflexion 65
Sertralin 36
Sexualstörungen 63
silent receptors 28
Sirdalud 88
Somatisierungsstörung 59
Sonographie der Blase 13
Spannungserhöhung, myofaszielle 71
Sphinkterdrucke 15
Startreflex 61
STD-Keime 4, 10
Stoppreflex 61, 62
Störungen
- hypochondrische 61
- somatoforme 2, 32, 63
Strahlenschäden 86
Stress, oxidativer 2, 3
Symptomatik, radikuläre 85
Symptome
- psychische 62
- vegetative 62
Symptomkomplex 57
L1/2-Syndrom 85
S3-Syndrom 86
S4-Syndrom 86
S5-Syndrom 86

■

taut-band 43
Tender-points 33
Test
- CRF-Test 2
- PNE-Testung 20
Therapie, osteopathische 4
Triggerpunkte 4, 12, 20, 21, 33, 37, 41, 43, 65, 97
Triggerpunktinjektionen 53
Trigonitis 14
Trophödem 42
TRUS 14
Tumorschmerzen 87

■

Übertragung 17
- muskuläre 36
Untersuchung, transanale 44
Urethradruckprofil 15

Urethralsyndrom 2
Urinkultur 9
Uroflow 13, 97
Uterus myomatosus 93

Vaginismus 1
Vergewaltigung, in der Partnerbeziehung 2
Verkettung, myofasziale 45
Videourodynamik 15
HSV-I-Viren 10
HSV-II-Viren 10
Vulvodynie 2, 23, 31

IsoP-Werte 3

Zähneknirschen 64
Zystitis, interstitielle 2
Zystoskopie 14
Zystozele 77

If you have any concerns about our products,
you can contact us on
ProductSafety@springernature.com

In case Publisher is established outside the EU,
the EU authorized representative is:
**Springer Nature Customer Service Center GmbH
Europaplatz 3, 69115 Heidelberg, Germany**

Printed by Libri Plureos GmbH
in Hamburg, Germany